周仲瑛辨治
流行性出血热实录

主　编　周仲瑛　金妙文

副主编　仝小林　郭　允

编　委　周仲瑛　金妙文　仝小林

　　　　郭　允　赵林华　张林落

　　　　张莉莉　丁齐又　郑志攀

人民卫生出版社
·北京·

图书在版编目（CIP）数据

周仲瑛辨治流行性出血热实录 / 周仲瑛，金妙文主编 . —北京：人民卫生出版社，2020.9

ISBN 978-7-117-29601-4

Ⅰ. ①周⋯ Ⅱ. ①周⋯②金⋯ Ⅲ. ①流行性出血热 – 辨证论治 Ⅳ. ①R512.8

中国版本图书馆 CIP 数据核字（2020）第 181581 号

人卫智网	www.ipmph.com	医学教育、学术、考试、健康，购书智慧智能综合服务平台
人卫官网	www.pmph.com	人卫官方资讯发布平台

周仲瑛辨治流行性出血热实录
Zhou Zhongying Bianzhi Liuxingxingchuxuere Shilu

主　　编：周仲瑛　金妙文
出版发行：人民卫生出版社（中继线 010-59780011）
地　　址：北京市朝阳区潘家园南里 19 号
邮　　编：100021
E - mail：pmph @ pmph.com
购书热线：010-59787592　010-59787584　010-65264830
印　　刷：保定市中画美凯印刷有限公司
经　　销：新华书店
开　　本：710×1000　1/16　　印张：15
字　　数：216 千字
版　　次：2020 年 9 月第 1 版
印　　次：2020 年 11 月第 1 次印刷
标准书号：ISBN 978-7-117-29601-4
定　　价：85.00 元
打击盗版举报电话：010-59787491　E-mail：WQ @ pmph.com
质量问题联系电话：010-59787234　E-mail：zhiliang @ pmph.com

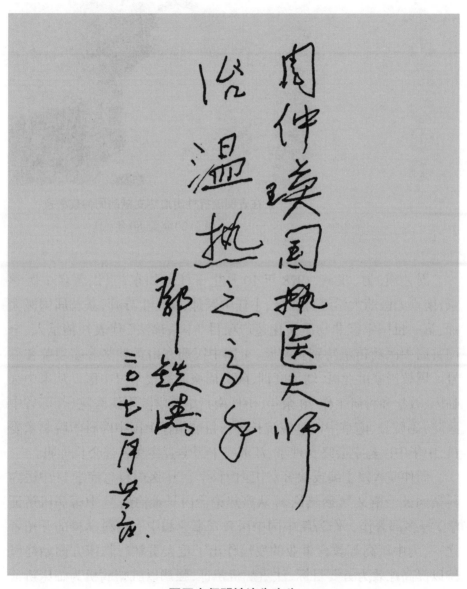

周仲瑛国热医大师

治温热之高手

邓铁涛

二〇一七年三月于广东

国医大师邓铁涛先生为
《周仲瑛辨治流行性出血热实录》一书题词

3

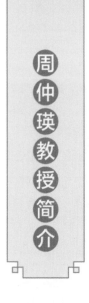

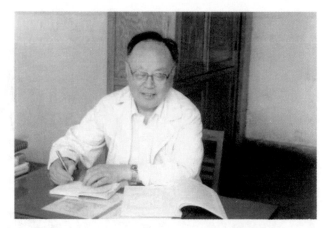

正在查阅流行性出血热文献的周仲瑛教授

（摄于 20 世纪 80 年代）

周仲瑛，男，汉族，1928 年 10 月生于江苏如东，当代著名中医学家，南京中医药大学终身教授、主任中医师、博士生导师，获首届国医大师、第一批国家级非物质文化遗产项目"中医诊法"代表性传承人、全国首届中医药传承特别贡献奖、全国中医药杰出贡献奖等多项荣誉称号。周教授家世业医，幼承庭训，随父周筱斋教授学习中医。从事中医临床、教学和科研工作 70 余年，历任南京中医学院附属医院（江苏省中医院）副院长、南京中医学院院长等。目前担任中国中医科学院学术委员、中华中医药学会终身理事、江苏省中医学会终身名誉会长等职。

周仲瑛教授主编或编著《中医内科学》《中医内科急症学》《中医内科杂病证治精义》《瘀热论》《从瘀热论治内科难治病》《中医病机辨证学》等多部著作。作为新中国中医教育事业和中医内科学科的开拓者之一，为中医高等教育事业的发展作出了重大贡献。临床方面始终坚持以提高疗效为首要目标，注重病机辨证，强调以脏腑病机为临床辨证的核心，力主审证求机、知常达变、辨证五性、复合施治诸论，首创"第二病因""瘀热论""癌毒论""伏毒论""复合病机"等多种学说，擅长从"风痰瘀热毒虚"入手，采用"复法大方"治疗急难重症，特别是在急难病症方面的学术观点和辨治经验，得到国内外中医界的认同和广泛应用。

  周教授团队在20世纪80年代起着手流行性出血热的防治工作，取得了丰硕成果，有效地控制了疫情发展，研制出多种科研用药，效果显著。其团队的"清热解毒4号治疗流行性出血热研究"1982年获中华人民共和国卫生部科技成果二等奖乙级，"中医药治疗流行性出血热的临床和实验研究"获1988年国家中医药管理局中医药科技进步一等奖，"清瘟合剂治疗以流行性出血热为主的病毒性疾病的临床研究原理探讨"获1988年江苏省人民政府科技进步三等奖，"中医药治疗厥脱症的研究"获1990年江苏省人民政府科技进步三等奖，"中医药治疗病毒性高热的研究"获1994年国家教委科技进步三等奖，"行气活血、开闭固脱法治疗休克的机理探讨"1999年获国家中医药管理局科技进步三等奖，"清气凉营注射液的研制和临床研究"1999年获国家中医药管理局中医药科技进步三等奖，"升压灵注射液的开发研究"1997年获江苏省中医管理局中医药科技进步一等奖等多项成果奖项，为我国流行性出血热的防治工作作出了巨大贡献。

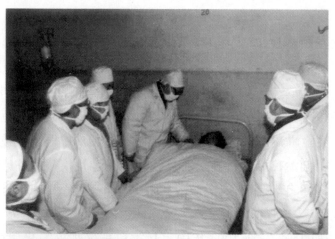

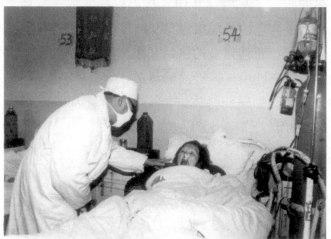

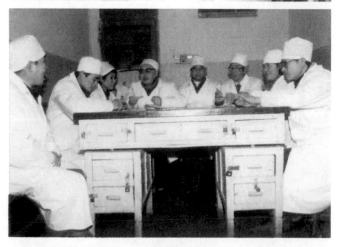

周仲瑛教授带领医务人员查房及讨论出血热疑难病例

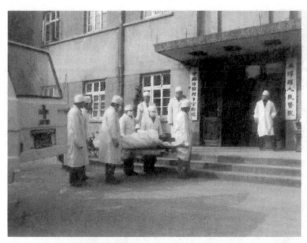
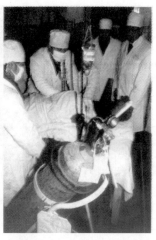

接诊基层转诊来的出血热重症患者　　　　　中西医联合抢救出血热患者

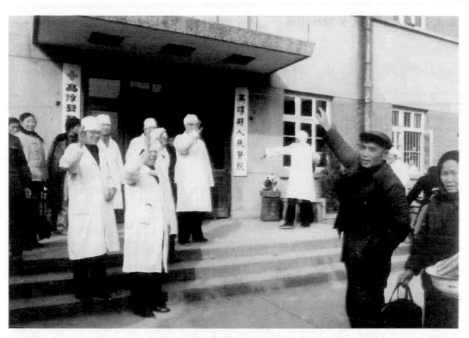

出血热康复出院患者向医务人员道别

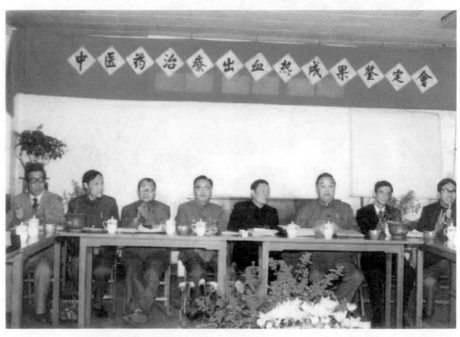

1990年周仲瑛教授参加在南昌举办的全国中医药治疗流行性出血热学术研讨会

周仲瑛教授参加中医药治疗流行性出血热成果鉴定会

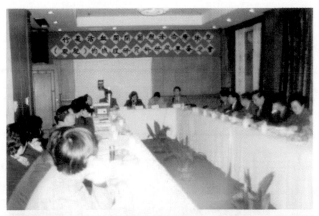

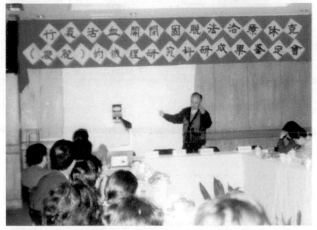

周仲瑛教授在行气活血开闭固脱法治疗休克（厥脱）的机理研究
科研成果鉴定会上演讲

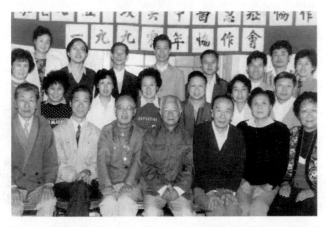

周仲瑛教授参加国家"七五"攻关中医急症协作组协作会

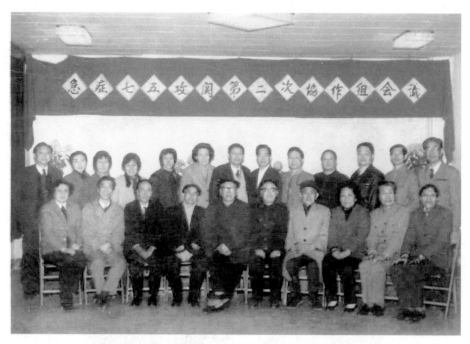

周仲瑛教授参加急症"七五"攻关第二次协作组会议

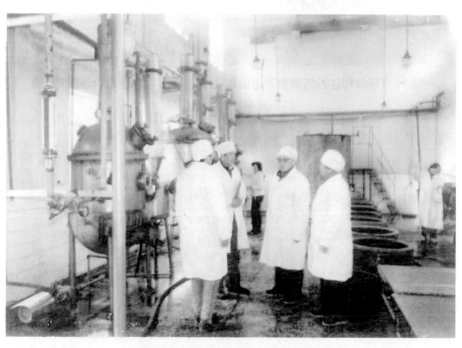

周仲瑛教授对学校药厂进行指导

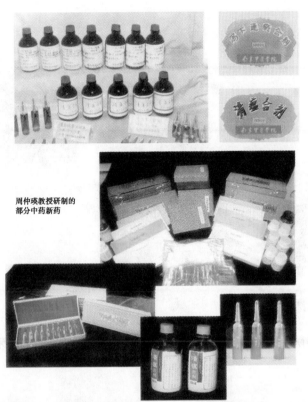

周仲瑛教授研制的
部分中药新药

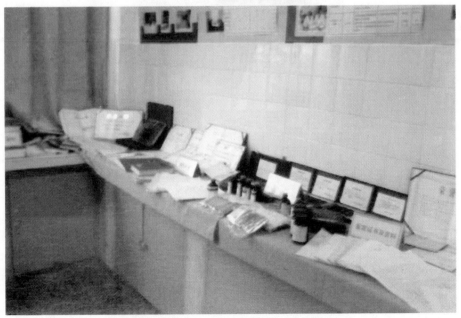

周仲瑛教授团队研制的部分中药科研用药

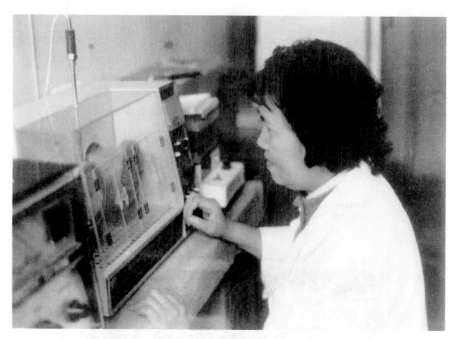

出血热防治协作组金妙文教授在做流行性出血热中药新药研发实验

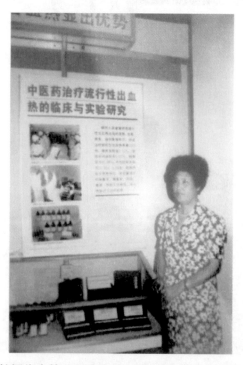

金妙文教授代表协作组参加在北京举办的全国科技成果展

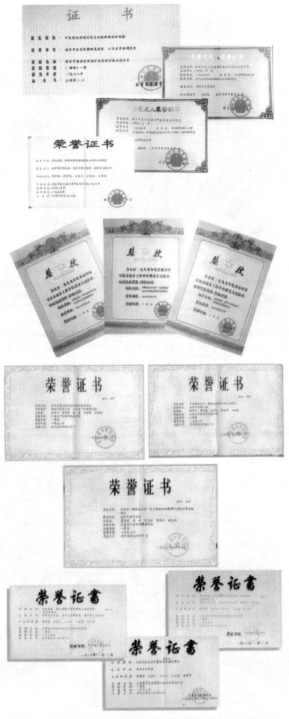

协作组荣获的部分省部级以上奖励的证书和奖状

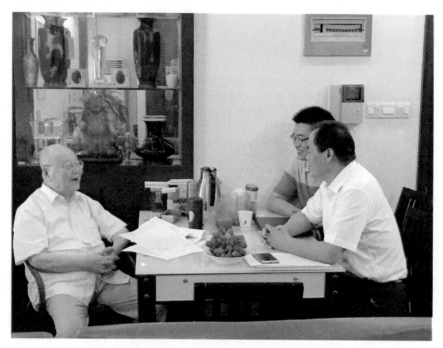

师徒孙三代在一起探讨学术（右 1 为弟子全小林，右 2 为再传弟子郭允）

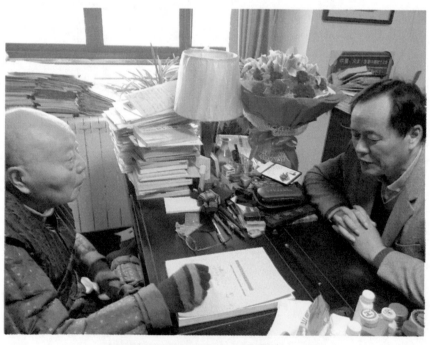

周仲瑛教授与弟子全小林教授探讨书稿

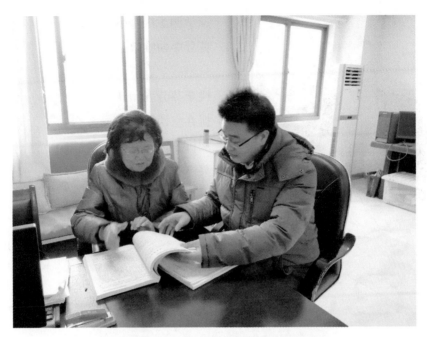

副主编郭允向金妙文教授请教书稿内容

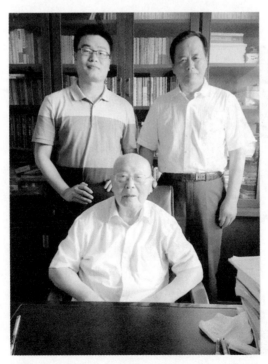

仝小林教授率弟子赴家中看望恩师周仲瑛教授

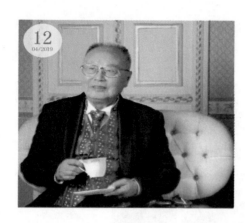

家学渊源根基厚，
莫分中西唯效派。
只恐后学取不尽，
桃李芬芳五洲开。
摒弃空谈重临证，
病机参透处方来。
笑声爽朗慈颜驻，
眉不抖立威自在。

——仝小林于知行斋

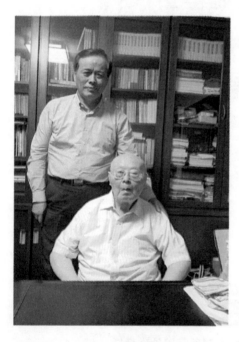

多想重披挂，
岁月不饶人。
医理聊不够，
师徒情谊深。
话到得意处，
双眼笑出纹。
徒有菩萨愿，
师有济世魂。
昔日威犹在，
精气满乾坤。
来世还跪拜，
周门立雪痕。

——仝小林　2018 年 6 月 15 日于南京

前　言

　　流行性出血热这一疾病的命名，最早见于 20 世纪 40 年代的日本文献，后被国内多数学者所沿用，因本病能导致急性肾功能损伤，亦可称为"肾综合征出血热"。根据本病的发病特点，大致可将其归为中医学"瘟疫""疫斑""疫疹"的范畴。周仲瑛教授依据本病来势凶猛、传变迅速、病情多变及出血、发斑、发热、传染等特征，将其中医病名定为"疫斑热"，以便更好地指导中医临床。

　　中医界对流行性出血热（疫斑热）开展大规模的防控工作始于二十世纪七八十年代，当时全国大部分地区都有病例报道，江苏、江西、安徽、陕西、河南及东北三省等是本病的高发区和重疫区。1982 年周仲瑛教授遵照江苏省卫生厅及省中医院的指示，作为江苏省出血热防治中医组防治技术负责人，与先期参与防治工作的金妙文教授及团队其他成员一起深入疫病高发的县市，开展流行性出血热的中医药防治研究工作。数年来，周仲瑛教授"进与病谋，退与心谋"，带领江苏省出血热中医防治团队，在大家的共同努力下，在流行性出血热疫情防控上打了漂亮的一仗，受到国内外同行的广泛认可，被誉为"全国中医药防治流行性出血热工作的排头兵"。在团队治疗的 1 127 例出血热患者中，病死率由原来的 7.66% 降至 1.11%，特别是死亡率最高的少尿期急性肾衰病人，应用泻下通瘀、滋阴利水的方药治疗，使病死率下降为 4%，明显优于对照组的 22%。1988 年周教授团队的"中医药治疗流行性出血热的临床和实验研究"成果荣获"国家中医药管理局（部级）科技进步一等奖"（排名第一），并作为当年中医界科技成果的代表到苏联进行国际交流。

　　近年来，随着流行性出血热疫苗的研制成功，各大疫区卫生条件全面改善，及西医治疗手段的进步等多种原因，使得中医药参与流行性出血热治疗的机会逐渐减少,然纵观近年中国疾病预防控制中心的出血热疫情报告:2016年全国流行性出血热发病人数为8 853人,死亡48人;2017年发病人数11 262人,死亡64人;仅2018年上半年全国就有5 993人患病,死亡33人。2018年12月西安医学高等专科学校一个男学生因感染流行性出血热抢救无效死亡,更是引起全国范围内对出血热的重新关注和重视。由此可知,即使在现代医学如此发达的今天,流行性出血热等瘟疫并未远去,仍然是严重威胁我国民众健康的主要传染病之一,因此,系统整理周仲瑛教授团队既往流行性出血热防治经验和研究成果,对促进中医瘟疫类疾病研究的学术发展和中医辨治外感热病水平的提高既有历史意义,更具现实意义。

本书分为上篇、下篇和附篇三部分对流行性出血热展开论述,上篇三章内容阐述了流行性出血热的简史,传统中医对流行性出血热病因病机和治疗的认识及二十世纪七八十年代江苏省流行性出血热疫情背景,以期从历史的角度对出血热有一个全面认识。下篇部分重点介绍周仲瑛教授团队辨治流行性出血热的实况及周仲瑛教授的相关学术思想。其中,第一章全面还原了团队医生不畏艰辛,深入疫区,运用中医中药治疗流行性出血热的全过程,使读者更真切地感受到当时疫情的危急及中医药疗效的显著。第二章属全书的重点章节,是对周仲瑛教授辨治流行性出血热研究全部成果的凝练,该章从流行性出血热的病因、病机、辨证论治、诊疗常规及护理常规等方面都做出了详细的论述。第三章是对周仲瑛教授在其他外感热病方面的治疗经验及学术思想的提炼和概括性总结,这些经验与流行性出血热论治经验可相互印证,加深读者对流行性出血热疾病的认识。第四章主要是一些流行性出血热及其他急性热病的医案,是对上述理论的临床呈现,给读者以示范。第五章主要是周仲瑛教授团队在流行性出血热防治中已发表的重要文献著作,使读者全面了解团队在出血热研究方面的成果。附篇收录了全小林在跟随恩师周仲瑛教授团队参与流行性出血热防治中的一些思考,和1990年10月南昌举行的全国中医药治疗流行性出血热学术研讨会对于流行性出血热讨论制订的治疗方案,以开拓读者视野,引发进一步思考。

　　本书编写内容力求精练、丰富、真实还原上世纪七八十年代江苏省那段流行性出血热防治的光辉历史,又突出实用性,将团队治疗出血热的全部经验进行汇总整理,以期给广大医务工作者提供临床诊疗思路和方法。本书主要可作为中医临床各科医师、科研人员及教师的参考书籍,也可以作为中医类、医史文献类研究生的课外阅读书籍。

　　在本书即将出版之际,要特别感谢团队先后一起参与流行性出血热防治的每一位医务人员!

编者

2018 年 12 月

目　录

上　篇

下　篇

附　篇

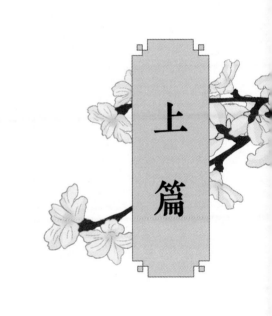

上篇

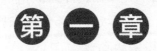

流行性出血热研究简史

一、流行性出血热的发现与命名

流行性出血热又称"肾综合征出血热",是一种严重危害人类健康的急性传染病,它是由流行性出血热病毒(汉坦病毒)感染人体后所引发,以鼠类为主要传染源。该病最早由苏联学者于1932年在西伯利亚的东南部发现,随后几年中每年都有该病在这一地区小型暴发的报道,但至1941年以后未再有本病的病例报道。经苏联学者当时的研究,证明本病患者的血液和小便在病程的早期有传染性,患本病后可获得长期免疫。他们根据本病的临床及病理特点,将该病命名为"远东出血热"或"出血性肾炎肾病"[1]。

日本侵华战争时期,曾于1935年在我国东北地区发现该病,以后直至1944年数年间常有此类病例发现,据统计在1939年有患者20人,1941年268人,1942年203人。当时日本人因对本病认识不足,皆以本病的暴发地点及发热的特征命名,称之为"孙吴"热、"二道岗"热、"虎林"热、"黑河"病或"满洲"热等,直至1942年始由日本军部加以统一,称之为"流行性出血热"。朝鲜战争爆发后,驻扎在北纬38°附近的侵朝军队,于1951年6月开始流行一种以发热、虚弱、呕吐、出血、休克及肾功能衰竭为特征的疾病,次年又暴发两次流行,发病具有明显的季节性及地域性,初起时因缺乏认识曾误诊为其他疾病,后研究方知此病在临床表现及病理解剖上与苏联及日本早已发现并研究过的流行性出血热有许多共同之处,极可能为同一种疾病,故亦称为"流行性出血热"[1]。

1955年春季以后,东北各地相继发现多个出血热病例,有很多是发生在新的疫区,如在黑龙江省内的有海林、梧桐河,在吉林省内的有八家子、伊通、蛟河、九台、永吉等处,大部分在农区,有的在林区,这足以证明本病已成为地区性传染病之一[2]。

二、对病原体的认识

对流行性出血热病原体的认识曾有一个较曲折的过程,虽然国内外多数研究者认为是病毒,但长期以来对病毒的分离并未取得成功。为证明这一病原体的存在,1940 年,苏联斯莫洛金切夫在远东地区用早期病人(发病 5 天内)的血、尿,经贝氏滤器过滤后注入人体,可以出现典型出血热症状。用早期病人的血清与恢复期病人的血清中和后再注入人体,则不引起发病,从而认为本病的病原体是滤过性病毒。1951—1955 年,苏联朱马可夫重复上述实验,也得到同样结果,再次证明病人血液中存在病毒[3]。

1961 年以来,国内各地利用各种病原标本如各期病人的血清、野鼠内脏等,接种不同动物(如猴、野鼠、小白鼠、豚鼠、地鼠、大白鼠、兔、猫、小鸭、鸡胚、鸭胚、马、刺猬、狐狸等)和不同细胞,进行传代实验、病毒干扰实验和血清学检查等,但还不足以确定病毒的存在,未能传代保种,建立起病毒株[3]。

中国预防医学科学院病毒学研究所宋干教授等专家,从 1979 年起在江苏省、地、县卫生防疫站和安徽省医科所有关人员参与下,在丹阳县开展出血热病毒分离协作攻关,并于 1981 年获得成功,我省的出血热防治研究工作进入一个崭新的阶段[4]。

三、对传染源和传播媒介的认识

根据目前所知,可以排除病人和一般大型动物作为本病传染源的可能[3]。至 20 世纪 50 年代流行性出血热的传染源及传播媒介尚不能明确,从一年两次流行的季节性来看,似与由蚊子、体虱或壁虱传染的疾病的特征无相似之处,日本学者认为本病乃由恙虫 Laelaps Jettmari

所传染,而其宿主为野鼠 Apodemus agrarius,这种动物和昆虫在我国东北极多见,在朝鲜疫区都会被找到,所以可能性极大[1]。虽不能明确证实本病的发生与野鼠和恙虫有关联,但医学界普遍认为本病的发生与啮齿类关系最密切。本病的传染方式有两种主张,一种是接触鼠类排泄物而感染,其次是由鼠类体外寄生虫的媒介而得病。然这两种说法都未能得出结论[2]。苏联学者研究报告谓:一般在第五病日内,从病人血液中可以分离出本病的病毒,从动物实验上已经证明了家猫、幼兔、鼠类、猿等有感受性,并且在这些野生动物体上寄生的壁虱体内,亦能发现本病的病毒,因此可以说明,这些动物是本病的媒介者[5]。我国学者 1955 年展开对本病调查,认为传染媒介与螨十分密切,呼吸道及消化道不能感染本病,螨为鼠体外寄生的小节足动物,比虱还小,并于黑龙江省某疫区内得到了四种鼠类,黑线姬鼠为数最多,小田鼠次之[6]。

1958 年黑龙江省北安新生医院龙镇分院在出血热流行季节接诊出血热患者 71 例,据其统计患病者多的某农场二作业区,仅在一个打谷场内就消灭了 1 500 多只野鼠,推论此病感染与野鼠有很大关系[7]。

国内外多数学者认为鼠类是出血热的传染源,患病多数与野外活动关系较大。居住条件差、室内鼠类活动严重的,发病也多。许多施工工棚,因结构简陋,住宿拥挤,鼠类密度高,发病也较住民房的多。呈现出“鼠多病多,鼠少病少”的现象[3]。国内认为黑线姬鼠是本病的主要传染源。其主要根据是:各疫区的优势鼠种均为黑线姬鼠;黑线姬鼠密度与发病曲线相一致;病人大都有与黑线姬鼠直接或间接接触史[8]。

半个世纪以来,革螨、恙螨与出血热的关系一直是悬而未决的问题。20 世纪 70 年代,有调查证明格氏血厉螨(Haemolaelaps glasgowi)和厩真厉螨(Eulaelaps stabularis)为安徽出血热疫区黑线姬鼠鼠窝的优势螨种,分别占革螨总数的 72.26% 和 20.06%;其季节消长主要属秋冬型,与居民黑线姬鼠型出血热发病季节相关;能通过叮刺鼠和人的正常皮肤吸血。1980 年实验证明这两种螨能通过叮刺在黑线姬鼠间传播汉坦病毒(Hantavirus,以下简称 HV)抗原。1984—1985 年实验研究证明这两种螨:①有 HV 的自然感染;②可通过叮刺传播 HV;③可经卵传递 HV,格氏血厉螨已传 3 代,厩真厉螨已传 2 代;④在出血热疫区从黑线姬鼠同窝鼠和革螨分离的 HV,经单克隆抗体检测,两者的抗原性一致,表明在鼠螨之间已构成相互传播的关系。研究结果证明格氏血厉螨和厩真厉螨是姬鼠型出血热的传播媒介,并兼有储存宿主的作用,对在鼠间传播出血热和维持疫源地方面起重要作用。由于这两种螨为巢穴型寄生的兼性吸血螨,与人接触机会不多,且叮刺能力不强,故在鼠—人之间传播的重要性可能不大。证明革螨是出血热的传播媒介[9]。

　　1954 年 Traub 等在朝鲜根据流行病学资料,提出恙螨是朝鲜出血热的可疑媒介。确定恙螨为媒介,除流行病学证据和自然感染外,尚须证明它能叮刺传播和经卵传递 HV 两项内容。由于恙螨一生仅幼虫叮刺而且只饱食一次,故这两项内容需用未曾吸食过的子代幼虫来完成。但小盾纤恙螨一年只能繁殖一代,饲养成长率低,难以提供大量子代幼虫供实验用,致使恙螨能否传播出血热的问题长期未能得出结论。1988—1992 年,研究人员为解决子代幼虫的来源,根据恙螨幼虫有趋向黑色物体的习性,将小黑板放在疫区草地上采集到大量未曾吸食过的子代幼虫,并从子代幼虫中分离到 HV11 株,对恙螨能否叮刺传播和经卵传递 HV 这两个问题作出了明确的结论。研究结果证明:小盾纤恙螨具有作为出血热传播媒介的条件。在某些疫区,小盾纤恙螨对在鼠间传播出血热和保持疫源地起重要作用,对在鼠—人之间传播出血热可能有一定的作用。证明小盾纤恙螨是出血热的传播媒介,该项技术先后获 1992 年军队科技进步二等奖、1993 年国家卫生部科技进步二等奖、1997 年国家科技进步三等奖[10]。

　　至 20 世纪 60 年代我国流行的出血热已知有两种:一种是仅有发热、出血而无肾脏改变的出血热。因为多发生在我国新疆地区,故称为新疆出血热,是一种由蜱媒传播的自然疫源性的急性传染病。其临床特点有发热、乏力、头痛、恶心、腹部不适、皮肤黏膜充血、全身各器官出血、休克等多种表现,其中以发热出血为主要症状。新疆出血热的病原体认为是一种蜱媒性病毒。另一种是有发热、出血的同时伴随肾脏损害的出血热,是由鼠类传播的自然疫源性急性传染病,即除新疆外,我国各地及苏联远东地区、朝鲜等地所发生的流行性出血热,均属此种类型。

四、流行性出血热的西医诊断和治疗

流行性出血热由于缺乏特异性诊断方法,临床表现又多种多样,极容易与某些急性传染病相混淆,难以鉴别,因此该病的早期诊断主要依靠流行病学资料和典型的临床症状与经过,配合有关实验室阳性发现,并排除其他疾病的可能性。其治疗主要为一般支持疗法与对症疗法,比如给予营养的高维生素、高糖饮食,少尿期宜少给蛋白质及盐,多尿期肾功能好转以后,始补给蛋白质及盐分。高热时应用物理降温。早期使用糖皮质激素对于降温、减少中毒现象、缓解病情、缩短病程常有显著效果。另外,抗休克、防治肾功能衰竭、防治心力衰竭及急性肺水肿也是治疗出血热过程中的重点[11]。

至 20 世纪 80 年代,全国已有 17 个省市有本病报道。发病地区逐渐增加,已扩展到东北全境及山东、山西、河北、河南、陕西、安徽、江苏、江西等地,发病率大有上升之势,病死率一度高达 20%,对我国人民健康影响较大,急需控制和消灭。

五、疫苗的研究

在流行性出血热对症治疗和支持治疗疗效不甚理想的同时,国内外科研工作者也在探索新的治疗和预防方法。1985 年国内学者报道流行性出血热病毒经鸡胚培养,以甲醛灭活疫苗,经一系列动物实验证明,本品安全、效果可靠。对 100 人应用,皮下或肌内注射 2ml 共 2 次,间隔 7 天,接种后 21 天血清中抗流行性出血热病毒抗体阳性率为 100%。疫苗可在 4~8℃保存,已接近于进一步扩大试用。还有用大白鼠胚肺细胞和地鼠肾细胞培养出血热病毒,制备出灭活疫苗,可使动物产生较满意的抗体反应[12]。

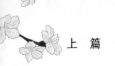

参 考 文 献

［1］刘汉明 . 流行性出血热［J］. 人民军医,1956(11):47-57.

［2］杨敷海,徐德芳,梁希若,等 . 出血热调查过程中对本病流行病学、病原问题及预防措施的体会［J］. 人民军医,1957(03):23-30.

［3］傅廷荣 . 流行性出血热的流行病学和预防［J］. 人民军医,1975(09):30-33.

［4］刘光中,朱凤才,吴扬生,等 . 江苏省流行性出血热防治研究 20 年回顾与展望［J］. 江苏预防医学,2002(01):80-83.

［5］倪逊,杨家伦,夏德义 . 流行性出血热(附七例病案报告)［J］. 哈医学报,1956(03):85-99.

［6］张恩铎 . 流行性出血热简介［J］. 中级医刊,1958(1):32-33.

［7］黑龙江省北安新生医院龙镇分院护理部 . 流行性出血热 71 例治疗及护理［J］. 黑龙江医刊 . 1959(11):22-27.

［8］黄湘虎,孙志坚,童明庆,等 . 江苏省流行性出血热防治研究进展［J］. 江苏医药,1984(10):39-41.

［9］李健,赵仲堂 . 肾综合征出血热媒介传播研究进展［J］. 中国人兽共患病学报,2006(11):1082-1083,1047.

［10］吴光华,张云,姜克俭,等 . 小盾纤恙螨作为人类疾病传播媒介的研究［J］. 医学研究通讯,1999(02):12-13.

［11］张远慧 . 流行性出血热的早期诊断与治疗［J］. 人民军医,1964(06):22-24.

［12］汪伟业 . 流行性出血热近几年研究进展［J］. 人民军医,1987(11):46-49.

第二章

流行性出血热（疫斑热）的中医认识与治疗

中医学中虽无明确的"流行性出血热"的病名记载，但根据本病流行病学特点、发病特点及临床表现，当属于中医学"温疫""疫疹""疫斑""温毒发斑"等范畴。历代医家对该病的病因病机和治疗等均做了不同程度的相关论述和记载，现代中医界亦对本病的预防和治疗做了不同程度的探索。

一、流行性出血热相关的古典文献研究

1. 先秦至东汉时期

古代文献最早记载瘟疫的当属《周礼·天官》，"疾医，掌养万民之疾病，四时皆有疠疾。"《吕氏春秋》"季春行夏令，则民多疾疫"，说明气候的异常会引起疫病。《黄帝内经》中亦有相关论述，如《素问·阴阳应象大论》"冬伤于寒，春必温病"。然又提出顾护身体正气，提高免疫力，可以防止疫病侵袭，如《素问·金匮真言论》"夫精者，身之本也。故藏于精者，春不病温"，《素问·刺法论》"五疫之至，皆相染易，无问大小，病状相似……不相染者，正气存内，邪不可干"。《黄帝内经》中更是出现了类似流行性出血热病期传变规律的描述，如《素问·热论》所云："两感于寒者，病一日则巨阳与少阴俱病，则头痛口干而烦满。二日则阳明与太阴俱病，则腹满，身热不欲食，谵言。三日则少阳与厥阴俱病，则耳聋，囊缩而厥，水浆不入，不知人。六日死。"在疫病的转归方面亦有相关论述，如《素问·热论》"今夫热病者，皆伤寒之类也，或愈或死，其死皆以六七日之间"，《灵枢·热病》"热病已得汗而脉尚躁盛，此阴脉之极也，死。其得汗而脉静者，生。热病者，脉尚躁盛而不得汗者，此阳

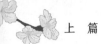

脉之极也,死。脉盛躁得汗静者,生"。

东汉张仲景《金匮要略》中对于流行性出血热也有类似的描述,如"阳毒之为病,面赤斑斑如锦纹,咽喉痛,唾脓血,五日可治,七日不可治,升麻鳖甲汤主之""阴毒之为病,面目青,身痛如被杖,咽喉痛,五日可治,七日不可治,升麻鳖甲汤去雄黄蜀椒主之"。阴阳毒病所表现出的症状类似于流行性出血热发病时的症状,如"病者如热状,烦满,口干燥而渴,其脉反无热,此为阴伏,是瘀血也,当下之"。认为瘀血发热,可以用"下法"治疗。对于发热进而出现神志不清者,也应以"下法"为治疗原则,如"厥深者热亦深,厥微者热亦微,厥应下之"。张仲景所述外感热病,因热结在里,搏于血分,留结下焦不行所导致,如《伤寒论》"伤寒有热,少腹满,应小便不利,今反利者,为有血也",又云"太阳病,身黄脉沉结,少腹硬,小便不利者,为无血也。小便自利,其人如狂者,血证谛也",此证大都为热蓄血分,留结下焦而成。又云"阳明证,其人喜忘……屎虽硬,大便反易,其色必黑者",亦为蓄血之证。"太阳病六七日,表证仍在,脉微而沉,反不结胸,其人发狂者,以热在下焦,少腹当硬满,小便自利者,下血乃愈",此为外感发病,病机是由太阳经瘀热在里,血蓄下焦所致。对于疫病的治疗,张仲景提出了诸多有效方药,如"太阳病不解,热结膀胱,其人如狂,血自下,下者愈。其外不解者,尚未可攻,当先解其外。外解已,但少腹急结者,乃可攻之,宜桃核承气汤","太阳病六七日,表证仍在,脉微而沉,反不结胸,其人发狂者,以热在下焦,少腹当硬满,小便自利者,下血乃愈。所以然者,以太阳随经,瘀热在里故也。抵当汤主之","伤寒有热,少腹满,应小便不利,今反利者,为有血也,当下之,不可余药,宜抵当丸"。其实纵观整本《伤寒论》,仲景所论伤寒六经传变模式,与流行性出血热五期病理过程有着惊人的相似之处。

2. 隋朝至元朝

隋·巢元方在《诸病源候论》的疫疠病候篇提出,"其病与时气、温、热等病相类,皆由一岁之内,节气不和,寒暑乖戾,或有暴风疾雨,雾露不散,则民多疾疫。病无长少,率皆相似,如有鬼厉之气,故云疫疠病"。强调了疫病发病与气候突变的相关性及发病特征。与"流行性出血热"相类似的描述，如《诸病源候论·温病发斑候》"夫人冬月触冒寒毒者，至春始发病，病初在表，或已发汗、吐、下而表证未罢，毒气不散，故发斑疮。又冬月天时温暖，人感乖戾之气，未即发病，至春又被积寒所折，毒气不得发泄，至夏遇热，温毒始发出于肌肤，斑烂隐疹如锦纹也"。

唐代孙思邈《备急千金要方》中亦有关于瘟疫的论述。病因上，认为瘟疫病是由天气变化所致。如"是故天无一岁之寒暑，人无一日不忧喜，故有天行瘟疫病者，即天气变化之一气也"，"凡时行者，是春时应暖而反大寒，夏时应热，而反大冷，秋时应凉，而反大热，冬时应寒而反大温，此非其时而有其气，是以一岁之中，病无长少多相似者，此则时行之气也"。对瘟疫传染性的认识上，如"瘟疫转相染著，乃至灭门，延及外人，无收视者"，"天气不和，疾疫流行"。孙思邈治疗温病的著名方剂有清热凉血的犀角地黄汤、气营两清的石膏汤等[2]。

宋代在温病的病因、病机、辨证论治方面均有较大发展。如庞安时《伤寒总病论·天行温病论》中，在概念、发病原因、季节等方面对一般温病与流行温病作了阐述，指出"冬伤非时之暖，名曰冬温之毒，与伤寒大异。即时发病温者，乃天行之病耳"，"其冬月之时，人感乖候之气，未即发病，至春或积寒所折，毒气不得泄，至天气喧热，温毒乃发"。朱肱《南阳活人书》亦从发病原因主症上对发斑类温病进行了描述。如"若两胫逆冷，腹满又胸多汗，头疹如锦纹，或咳，心闷，但呕青汁，此名温毒。温毒发斑者，冬时触冒疹毒，至春始发"。在治疗用药上朱肱针对阴毒伤寒、时行瘟疫、温毒发斑之类的疾病广泛采用了晋唐治温方剂如黑膏方、犀角地黄汤等。《神巧万全方》中亦载有治疗四时时气表里两感的双解散。《圣济总录》亦载有石膏汤、前胡汤、犀角汤、犀角散等很多治温方剂[3]。

金代张从正《儒门事亲》中提出瘟疫是感受四时不正之气所致。如"伤寒、温疫、时气、冒风、中暑，俱四时不正之气也"。而这些外感热病最后的转归有其共性，如"伤寒、温疫等病，往往发狂谵语，衄血泄血，喘满昏瞀，懊侬闷乱，劳复"。然瘟疫根据发病时间的不同，症状亦有其特殊性，"正三月，人气在上，瘟疫大作，必先头痛，或骨节疼"。治疗上需要把握"先治外而后治内""凡解利、伤寒、时气疫疾,当先推天地寒暑之理,以人参之"等原则,并记载了升麻汤、葶苈苦酒汤、酸齑汁等治疗方药。元末医家朱震亨在《丹溪心法》中提出治疗瘟疫三法:"瘟疫,众人一般病者是,又谓之天行时疫。治有三法,宜补、宜散、宜降。"并载有漏芦汤、消毒丸等六则治疗方剂。

3. 明清时期

明清时疫流行,大疫不断。温病学家在继承前人治疗疫病的基础上,逐渐形成较为完善的温病学理论。如明代吴又可在治疗瘟疫多年取得经验的基础上,完成《温疫论》,这是我国第一部治疫专著,书中对于瘟疫的理论和辨治都有重要创新。如首先提出"戾气"病因学说"夫温疫之为病,非风、非寒、非暑、非湿,乃天地间别有一种异气所感"。并围绕"驱邪外出"治疗思想,创立了"表里九传"的辨证论治之法,认为"其传有九,此治疫紧要关节"。并据"温疫初起""邪在膜原""半表半里之间"之理,创制疏利膜原、溃散邪气的达原饮。

清代医家对流行性出血热之类的疫病也各有论述。沈金鳌《杂病源流犀烛》认为"疫与伤寒异同处,更有当辨者……伤寒邪从毛窍入,疫邪从口鼻入……伤寒不易发斑,疫多发斑……而亦有其同焉者,皆能传胃,故必皆用承气导邪而出,故始异而终同也","疫邪贵早下,但见舌黄,心腹胀满,乘气血未乱,津液未枯,即当下之,宜承气汤"。认为疫病临床多见发热、发斑之症,在治疗上主张"宜早下"。周扬俊《温热暑疫全书·热病方论》中记载:"胸前发出红斑,其色淡,其点小,是为阴斑""身痛如被杖,咽喉痛""五日可治,七日不可治"。对于疫病的斑疹形状、色泽、兼症以及预后都作出了较为细致的描述。余师愚在《疫疹一得·疫疹之症》云:"骨节烦疼,腰痛如被杖""通身大热而四肢独冷""鼻衄如涌泉""小便短缩如油"等,形象地描述了本病的特征。余师愚对于辨治本病有独到见解,认为宜用石膏之类以治热毒,或用败毒散或凉膈散加黄连清热解毒,这对后世医家治疗流行性出血热起到了启发作用。叶天士在其《温热论》中首创"卫气营血"辨证,并认为伤寒和温病同中有异。如述:"卫之后方言气,营之后方言血。在卫汗之可也,到气才可清气,入营犹可透热转气,如犀角、玄参、羚羊等物;入血就恐耗血动血,直须凉血散血,加生地、丹皮、阿胶、赤芍等物。”"温邪上受,首先犯肺,逆传心包。肺主气属卫,心主血属营。辨营卫气血虽与伤寒同,若论治法,则与伤寒大异。盖伤寒之邪,留恋在表,然后化热入里。温邪则化热最速。”其对于温病的辨治犹重辨"舌、齿、斑疹"。而"辨齿"之枯荣,断阴液存留,尤属叶天士创新发挥。吴鞠通《温病条辨》在前人基础上进一步创"三焦"辨治瘟疫新理论。如"治上焦如羽(非轻不举),治中焦如衡(非平不安),治下焦如权(非重不沉)"。对于治法,吴鞠通强调"随其所在,就近而逐""逐其余邪"的祛邪之要和"顾护津液""预护其虚"的扶正之法,"预护其虚,纯然清肃上焦,不犯中下,无开门揖盗之弊,有轻以去实之能"。在临证治疗上,提出了有法可凭的方剂药物,并对温病兼现神昏者创制安宫牛黄丸急救之法,"手厥阴暑温,身热不恶寒,精神不了了,时时谵语者,安宫牛黄丸主之"。

综上所述,古代医家对瘟疫辨证论治的解释在《内经》基础上,有较多的补充和完善,认识到瘟疫发生多因感受温、热、暑、湿等四时不正之气或疫疬之气、戾气外邪致病,热、厥、痛、斑等为其主症。明清之后辨证体系日臻完善,多从"卫气营血"和"三焦"辨证,治疗上多采用达表透邪、泻浊攻下、补益阴液诸法,而清热解毒、凉血散瘀也属常用治法,这些均为研究流行性出血热提供了重要的文献依据和理论指导[4]。

二、现代中医药对流行性出血热防治概况

现代中医药治疗流行性出血热的实践,自 20 世纪 60 年代起至 80 年代,在全国各个疫区已多有报道。在一代代的中医、中西医医师的努力下,取得了很多可喜成绩,主要体现以下特点:

1. 运用中西医结合方法治疗,大大降低了死亡率

从中国知网检索 1960—1980 年中医、中西医结合治疗流行性出血热文献 32 篇,其中有 26 篇采用中西医结合的方法治疗流行性出血热,如 1964 年江苏省章镐臣医师收治流行性出血热患者 14 例,其中 7 例病势较重,采用中西医结合治疗取得了满意的疗效[5];1971 年湖北医学院出血热研究小组等,在武昌县人民医院收治一例出血热患者,病程进

入少尿期后,突然发生急性肺水肿,经多方抢救,疗效不显,后经中西医密切配合服用中药"桔梗白散"通便利尿,症状迅速改善,痊愈出院[6];珲春县人民医院 1971 年底以中西医结合先后抢救 214 例出血热病人,其中死亡 8 例,死亡率 3.8%[7];长春的阎洪臣医师 1971 年和白求恩医科大学医院传染科合作,从"温毒斑疹"和"瘟疫衄血"的角度,采用中西医结合的方法,治疗该病 17 例,取得满意效果[8]。

2. 运用温病学理论指导临床,卫气营血五期辨治

从中国知网检索到的 32 篇文献中,对流行性出血热的认识上,全国各地的医家观点一致,皆认为本病当属中医温病范畴,当按卫气营血辨证。部分医家根据大量的临床观察,针对本病的五期经过制定了详细的辨证论治方案。如湖北医学院附属第一医院中医科 1962 年以来对诊断属实的病例,根据中医温热病治疗法则,分五期进行论治,发热期并在卫表的用辛凉透表的银翘散加减治疗,由气入营或累及血分的用清营汤和清瘟败毒饮,随证加减运用,血热炽盛,迫血妄行,或耗血动血的又宜凉血散血、清热解毒之剂;低血压期高热消耗真阴,正气衰退,治用养阴清热、扶正回阳的复脉散、清心汤加减;少尿期热毒深入下焦损伤肝肾,以致真阴消耗化源欲绝,方用增液汤与滋肾丸;多尿期邪退正虚,气阴两伤,肾气不固,统摄无权,制约失职,治宜补益肾气、养阴生津,六味地黄汤加减;恢复期主要表现为肾阴亏损或脾虚之象,当用左归丸或四君子汤加味治之[9]。吉林医大四院谭家兴、张玉龙认为本病可概括为中医温病中的"温毒斑疹和瘟疫衄血",根据本病的五期临床表现及本病的发病特点,按温病的辨证规律将本病分为卫气型、营血型、阴亏气脱型、热耗肾阴型、肾气不固型和恢复期进行辨证论治,卫气型选用银翘散或清瘟败毒饮加减,营血型选用清营汤或犀角地黄汤加减,阴亏气脱型方选生脉散加附子、黄芪之类,热耗肾阴型方选知柏地黄丸加减,肾气不固型方选七味都气丸加减[10];1977 年陕西省刘陕西、张学文两位医师从中医温病角度结合本病五期过程进行卫气营血辨证,如发热期卫分证用银翘三根汤,气分证选白虎汤或增液承气汤加减,气血两燔证用清瘟败毒饮加减,热入营血证用清营汤加减;低血压期热厥证选大剂清瘟败毒饮和生脉散、大承气汤、救急汤加减,寒厥证方选生脉散、六味回阳饮加减;少尿期肾阴虚火证知柏地黄汤加减,水血热结证桃核承气猪苓汤加减;多尿期肺肾气阴两虚、肾气不固麦味地黄汤加减;恢复期竹叶石膏汤与六味地黄汤、五味异功散等加减[11]。

3. 打破传统中药剂型模式,采用中药注射剂治疗

在国家大力提倡中西医结合,中医现代化的背景下,为适应流行性出血热急救工作需要,在各地的报道中涌现出了很多中药新剂型,如1971年笪祖德研发出"流血1号注射液""流血2号注射液""流血3号注射液""流血4号注射液",根据发病的不同病期穴位注射配合耳针疗法,治疗流行性出血热30例,全部取得了满意的效果[12];1974年,九十四医院运用具有清热解毒作用的苋科草药蟛蜞菊制成注射剂——蟛蜞菊注射液,治疗流行性出血热患者10例,与对照组相比,蟛蜞菊治疗组全部治愈,对照组治愈率77.8%,效果优于西药治疗组[13];1973年起江苏新医学院第一附属医院内科和江苏省中医研究所药物研究室开始使用主要成分为大青叶、金银花、半边莲、草河车、龙胆草的中药制剂清热解毒Ⅳ号静脉注射液治疗流行性出血热,1974—1975年共救治120例,疗效满意[14]。

综上所述,各个疫区的实践成绩很大,但仍存在很多不足之处,如中医药参与抢救的患者数量有限,参与程度不够高;对流行性出血热的中医认识不够全面深入,缺乏统一的中医诊疗标准;治疗理论上沿袭传统的卫气营血辨证模式,难以创新。随着疫情的不断进展,疫区的不断扩大,亟需大量的中医人才参与进来,扩大中医药治疗流行性出血热在全国的影响,造福更多患者。

参 考 文 献

[1] 杨绍.传染病学[M].北京:人民卫生出版社,2013:77.

[2] 刘学锋.《千金方》温病病因及治法探要[J].陕西中医,1993(10):17-18.

[3] 陈照甫.宋代温病学成就探析[J].浙江中医杂志,1992(12):355-356.

[4] 周仲瑛,周学平.从瘀热论治内科难治病[M].北京:人民卫生出版社,2010:27-32.

［5］章镐臣.流行性出血热14例的辨证和体会［J］.江苏中医,1964(04):16-18.

［6］中西结合抢救流行性出血热少尿期并发急性肺水肿一例报告［J］.武汉新医药,1972(01):39-40.

［7］流行性出血热214例中西医结合疗效观察［J］.吉林医药,1974(06):15-21.

［8］阎洪臣.流行性出血热的辨证论治［J］.吉林卫生,1979(01):30-32.

［9］中医治疗流行性出血热的临床体会［J］.武汉新医药,1974(02):89-91.

［10］谭家兴,张玉乾.祖国医学对流行性出血热的辨证论治［J］.吉林医药,1974(06):53-57.

［11］刘陕西,张学文.卫气营血辨证在流行性出血热治疗中的应用［J］.陕西新医药,1977(02):31-35.

［12］笪祖德.耳针、草药穴位注射治疗流行性出血热的疗效观察［J］.黑龙江医药,1973(01):21-23.

［13］螃蜞菊治疗流行性出血热效果初步观察［J］.人民军医,1974(05):51.

［14］江苏新医学院第一附属医院内科,江苏省中医研究所药物研究室.清热解毒Ⅳ号治疗流行性出血热120例的临床疗效观察［J］.江苏医药(中医分册),1976(01):22-24.

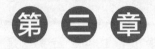

江苏省流行性出血热的防治背景

20世纪60年代初期江苏省苏南地区小范围出现流行性出血热感染情况,当时省卫生厅组织力量进行防治和调查研究,但由于种种原因,防治研究工作未能连续进行[1]。至70年代初,疫区范围不断扩大,大有席卷全省之势,引起了省卫生厅的高度重视。江苏省卫生厅遂从省内各大医院抽调骨干力量组建了江苏省出血热防治研究协作组(后改名为江苏省出血热防治技术指导组),深入疫病高发的锡山、武进、赣榆、东海、灌云、大丰等县(市)与当地传染病医院及人民医院合作,开展防治研究工作,一场对流行性出血热的防治大会战开始了。

一、疫 情 概 况

自1963年江苏省首次有出血热疫情报告以来,疫区不断扩大,发病人数不断增多。丹阳湖农场1966—1971年度(当年7月至次年6月),共发现流行性出血热病人278名,病死8名[2]。1972年,新沭河进行第一期开拓工程,曾发生过出血热的流行,工程所在地的两个县分别自1963、1965年以来,都曾有过出血热发生或流行[3];1974年冬季,高淳县沧溪乡组织大批群众至丹阳湖滩进行水利工程和灭螺,在工地暴发出血热疫情,6 230名民工发病169人,发病率高达2.6%,死亡4人[4]。1970—1980年,研究人员对城西湖、丹阳湖、漏湖三农场进行了调查,结果是:9、10月份黑线姬鼠密度高时,10月出血热病人数明显增多,11、12月达高峰;9、10月该鼠密度低时,则10、11、12月仅有少数病人发生[5]。足以表明这些地区所暴发是黑线姬鼠等野鼠型出血热。1983年3月至6月,江苏省沛县流行性出血热暴发流行,此次发现病人临床

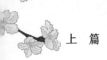

症状轻,病死率较低,男、女发病率接近,儿童发病率占10%左右,病例分布没显著的边缘性、分散型特征,经检测当地褐家鼠肺出血热抗原阳性率为11.72%,而黑线姬鼠为1.54%,证实这是一次以褐家鼠为主要传染源的家鼠型出血热暴发流行[6]。综上所述,最常见的出血热流行类型包括野鼠型和家鼠型,野鼠型多发生在有大型野外工程,如兴修水利等人员密集、帐篷住宿、卫生条件差的情况之下,家鼠型与野外劳动、帐篷住宿无关,多与破损的皮肤接触家鼠及其分泌物,进食家鼠污染的食物有关。

二、防 控 措 施

江苏省自1963年发现本病以来,积极开展防治工作,取得了一定成绩,病死率由1970年的12%下降到1982年的3%,1983年江苏省成为全国出血热病死率最低的省份之一[4]。已经证实,黑线姬鼠、褐家鼠是不同疫区的主要传染源,大白鼠则是实验室感染的主要动物,其传染媒介与猫、革螨、小盾恙螨有关,通过接触、消化道、虫媒及呼吸道等途径也能将病毒传染给人[7]。因此灭鼠、除螨,加强个人卫生防护是防控工作的重点。

1. 灭鼠

有计划地反复进行大面积的灭鼠,同时注意灭鼠的时机和方法,使鼠密度始终保持在低水平,如丹阳湖农场从1971年12月至1974年,每年投毒饵3~5次,使鼠密度迅速下降至0.96%~1.85%,出血热发病率大幅下降以至不发病[2]。灭鼠药物的选择和毒饵的配制:1971—1981年,灭野鼠选用氟乙酸钠、毒鼠磷、磷化锌、甲拌磷、保棉丰、毒鼠硅和甲胺磷等,营区灭鼠以敌鼠钠为主。1982年9月以来,灭野鼠用甲胺磷、毒鼠磷、磷化锌和甘氟等,营区灭鼠以慢性灭鼠为主,毒饵用大米配制[8]。

2. 除螨

革螨作为流行性出血热的传播媒介,国内外已进行了大量的研究,苏州医学院从实验室感染出血热病毒的革螨中分离出了出血热病毒,证明革螨可以感染出血热病毒[9]。孟阳春等[10]研究螨媒的传播途径,证实流行性出血热病毒可以在柏氏禽刺螨体内存活15天以上，厩真厉螨和茅舍血厉螨体内存活8天以上，再用这些螨虫叮咬健康小白鼠，小白鼠可以感染流行性出血热。因此，除螨对于防控流行性出血热疫情至关重要。各地应根据各自的不同条件，对重疫区的野外工地及其他野外住宿场所或重点社队的疫源地，应用有机磷等有效药物灭螨。保持居住场所通风、干燥、清洁卫生，减少螨类滋生，避免螨类叮咬[11]。

3. 加强个人卫生防护

卫生状况的好坏，不仅直接影响了家鼠的繁殖及生存条件，而且对实现其传播还有重要的抑制或促进作用。因此，在加强鼠间疫情监测，大力开展灭鼠活动的同时，积极改善环境卫生条件，提高人民群众卫生水平对于预防可能效果更好[12]。凡在疫区从事野外劳动及从事出血热防治科研工作必须加强个人防护，减少个人感染机会，如不用手直接接触鼠类；在疫区作业时，要穿袜子，扎紧裤腿、袖口和腰带，不坐卧草地或草堆，防止鼠体寄生虫爬到身上，外露皮肤可涂防蚊油；鼠类污染过的餐具或食物要经过彻底消毒，在劳动和实验操作时防止皮肤破损；野外生产建设时尽可能住民房，建立工棚应选地势高、干燥、向阳之处，建前平整土地，清除杂草，清除鼠洞，进行灭鼠和挖防鼠沟；工棚搭成"介"字形，和粮仓、厨房分开；睡高铺，不睡地铺，铺下不放食物或杂物，铺草要喷洒药物后方可使用[11]。

三、疾病的诊断与治疗

1974年南京部队流行性出血热防治组结合当时流行性出血热病情特点制定了诊断和治疗标准，诊断上因本病当时尚无特异的诊断方法，主要依据：病人是否来自疫区、是否处在流行季节、与鼠类有无密切接触史等流行性病学资料；有无畏寒、发热、极度软弱无力、全身酸痛、头痛、腰痛、眼眶痛、食欲减退、恶心呕吐等全身中毒症状；有无面颈上、胸部皮肤充血与体温不成比例，呈酒醉貌，眼睑和结膜下水肿，腋下、胸背部及软腭有出血点或伴有鼻衄等毛细血管中毒症；血象变化上有无发热早期血小板数进行性减少，白细胞总数正常或偏低，中性偏高，淋巴偏低或出现异形淋巴细胞,有无尿蛋白,镜检尿中有红细胞、管型,或伴有轻重不等的氮质血症及高血压等;病期演变中有无特征性的五期病期经过;等等。一旦确诊,治疗上主要针对其五期病理生理变化,采取综合治疗,尤应抓好发热期的治疗和护理,阻断病理损害的形成和发展,狠抓低血压休克、少尿、出血、中枢神经系统病变的主要矛盾,进行早期治疗,切断病理性恶性循环,保证患者安全,早期康复[13]。

据 1977 年全国流行性出血热交流会资料对该病的诊断和治疗做了进一步明确,诊断上发病符合以下特点:发病季节上一般自 9 月中下旬开始,11~12 月达到高峰,翌年 1 月迅速下降,有地区 5~6 月可有一个小高峰;疫情大多局限于潮湿低洼地区,呈点状散在分布;多为 20~40 岁男性农村公社社员及参加施工或农业生产的战士;临床表现上轻者可只有发热与皮疹,皮疹与轻度肾损伤,或肾损伤与发热,典型者有明显的三大特征(全身中毒症、毛细血管中毒症与肾损伤症)与五期经过(发热、低血压、少尿、多尿、恢复),重危者的发热期、低血压期与少尿期可以重叠,迅速死亡。实验室检查上主要是尿、血象、血生化、免疫、甲皱微循环的改变、捏皮实验等。治疗上无特效疗法,重点是抓好“三早一就”(早发现、早休息、早治疗,就地治疗),把好“三关”(休克、肾衰、大出血),采用中西医综合治疗方法[14]。

由于 80 年代初期,我国流行性出血热病毒的分离成功,该病的诊断和治疗上也取得了突破进展,诊断上除依据临床特征之外,增加了抗体检测和病毒分离,国内随之推广的 IgM 抗体测定,在发病 3 天即可检出,发病 10 天检出率可达 95% 以上;IgG 抗体一般在 3~4 天可有低滴度抗体出现,2 周左右达到高峰,其阳转率随病程的延长而增加。因此,IgM 抗体测定可作为早期诊断的依据[7]。

80 年代初期,随着新疫区的不断增加,整个苏北地区都笼罩在出血热疫情的阴霾当中。面对凶险的疫情,江苏省卫生厅及时组织专家进行讨论,一致决定要充分发挥中医药在治疗急性热病方面的优势,在已成立的“出血热防治研究协作组”中增派中医力量,采用中西医合作的办法,力争使死亡率降到最低。

参 考 文 献

[1] 刘光中,朱凤才,吴扬生,等.江苏省流行性出血热防治研究 20 年回顾与展望[J].江苏预防医学,2002(01):80-83.

[2] 孟庆泗,王文德.丹阳湖农场反复大面积药物灭鼠预防流行性出血热的观察[J].人民军医,1985(09):30-32.

[3] ××河工地流行性出血热自然疫源地调查和处理[J].江苏医药,1976(4):14-15.

[4] 盛立,盛天任,陈家震.江苏省预防医学历史经验[M].南京:江苏科学技术出版社,1989:230.

[5] 孟庆泗,吴光华,张炳根,等.对流行性出血热疫情预测方法的探讨[J].人民军医,1981(12):19-21.

[6] 黄湘虎,孙志坚,童明庆,等.江苏省流行性出血热防治研究进展[J].江苏医药,1984(10):39-41.

[7] 贾如宝.流行性出血热防治中的若干问题[J].钼业技术,1985(02):36-42.

[8] 消毒杀虫灭鼠手册编写组.消毒杀虫灭鼠手册[M].北京:人民卫生出版社,1979:483-563.

[9] 张云,李法卿,沈建中,等.革螨自然感染流行性出血热病毒的调查研究[J].江苏医药,1985(06):2-4.

[10] 孟阳春,蓝明扬,周洪福,等.流行性出血热传染源和螨媒传播途径的研究[J].苏州医学院学报,1985(Z1):3.

[11] 流行性出血热防治(试行)方案[J].中级医刊,1982(05):41-46.

[12] 梅志强,杨占奎,李林森,等.卫生状况影响家鼠型流行性出血热流行的条件 Logistic 回归分析[J].中国公共卫生,1990(03):103-104.

[13] 胡仕琦.流行性出血热的诊断和治疗[J].人民军医,1983(05):42-50.

[14] 黄玉兰.流行性出血热诊断与治疗的进展[J].人民军医,1979(04):50-53.

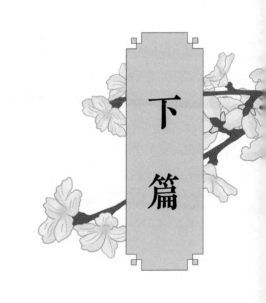

下篇

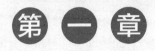

第一章

周仲瑛教授团队防治流行性出血热实践概述

周仲瑛教授团队加入流行性出血热防治协作组之前，尽管各个疫区的流行性出血热防治工作已经取得了很大成绩，但仍存在很多不足之处，如中医药参与抢救的患者数量有限，参与程度不够高；对流行性出血热的中医认识不够全面深入，缺乏统一的中医诊疗标准；治疗理论上沿袭传统的卫气营血辨证模式，难以创新等。随着疫情的不断进展，疫区的不断扩大，亟需大量的中医人才参与进来，扩大中医药治疗流行性出血热在全国的影响，造福更多疫区患者。

一、金妙文教授加入出血热防治协作组

20世纪70年代初，江苏省卫生厅从江苏省中医院及江苏省中西医结合医院选拔了两位临床经验丰富的老中医金国瑞、徐长桂加入出血热协作组，开展中医及中西医结合防治流行性出血热的工作。两位老中医深入当时的重疫区丹阳、赣榆、江宁、常州等县市，与当地人民医院传染科合作，亲自观察每位患者的症状体征，立法处方，亲自观察患者服药后的反应，总结经验，查找不足，为江苏省早期的中医药防治出血热工作积累了丰富的经验。

随着协作组工作的一步步展开，需要中医药治疗的出血热患者日益增多，患者服药前后各种体征的变化及化验指标的改变亦需要专业人员观察记录，协作组中中医力量相对薄弱，1977年冬，在省卫生厅的安排下江苏省中医院又派遣了以金妙文教授为领队，由医生、护士、实验人员等医务人员组成的流行性出血热中医防治小分队加入"江苏省出血热防治研究协作组"。自此始，江苏地区的中医力量开始全面参与

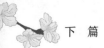

到流行性出血热的防治中去，为打赢这场出血热的攻坚战吹响了号角。时至今日，已年届八旬的金妙文教授仍能将当年带队下乡救治流行性出血热患者时的诸多场景生动形象地讲述给大家听。

金妙文教授 1937 年 12 月 20 日出生于浙江省黄岩县，10 岁时随父母来到南京，在南京读完小学、中学，后考入当时的南京医学院医疗系学习，1965 年毕业后分配在江苏医院从事内科工作，任住院医师。"文革"期间医院被整体搬迁到盱眙县，1972 年组织调她到医院的中草药病房从事临床工作，在短短的两年时间内，她仅凭大学时学过的一本《中医学概论》再结合其他的中医书籍及杂志等便组方治愈了几例当时看来比较严重的疾病如肺脓肿、肺结核等，由此对中医药产生了兴趣。"文革"结束后，1977 年她调入江苏省中医院，第二年参加了由南京中医学院举办的第六届西学中班，脱产学习一年后又跟医院指定的老中医专家抄方实习 3 个月，完成了由一名准西医向一名中医师的转变。也许当年正是考虑到金老这一中西医学技能兼备的医学背景，医院力推她作为带队医师参与到"江苏省出血热防治研究协作组"。

"既然组织上信任我，那就要义无反顾"，金教授回忆说，"接到这一下基层抗击出血热的任务时，家中正处于艰难时期，上有重病瘫痪在床的母亲需要照顾，下有几个未成年的孩子需要看管，但是想一想既然医院信任我，那自己还是要克服种种困难，坚决服从组织安排。"

"江苏地区流行性出血热的高发季节主要集中在每年冬季 11 月份到春节前这一段时期，1977 年冬季我第一次带队和已有着多年治疗出血热经验的金国瑞老师、徐长桂老师一起来到当时的重灾区东海，随后多年又至江宁、常州、高淳、新沂等县市，大家深入疫区，进驻当地医院，在各地人民医院传染科病房，两位老师一边接诊患者，一边给我们介绍前期防治工作取得的进展，讲解他们用中药治疗出血热的思路，又带我们参观实验药厂生产的清解系列注射液，给我们介绍了这些中药制剂在临床中的使用情况。大家经过半个多月紧张的'学习—实践—学习'过程，基本熟练掌握了各自岗位的核心要领，开始得心应手地投入到救治工作中去。"

由于出血热感染的患者中青壮年居多，每次遇到如此年轻因病情严重未能抢救成功的患者,看到他们上有老,下有小,哭声一片时的情景,每一位在场的医务人员无不动容,同情心油然而生。因此治疗小组的每一位医生,对待工作都极其认真,可谓是全身心投入。据金妙文教授回忆,有一次她接诊了一位 17 岁的女学生,当时诊断的是流行性出血热发热期,体温高达 40.5℃,立即给她服用清瘟口服液,患者药后一个半小时大便一次,体温降至 40.3℃,直至凌晨两点钟,体温降至 40℃,她才回宿舍休息,第二天早上 8 点,自己又准时回到病房参加病房的救治工作,这时患者的体温已降至 38.5℃。

　　自金妙文教授加入出血热防治研究协作组之后,她每年冬季都会带领团队到出血热高发区及医疗力量薄弱的疫区,建立临床研究基地。当地的生活条件异常艰苦,医护人员随时有被感染的风险,但他们不惧困难和危险,在防护设施极为有限的情况下管病床,在临床第一线救治患者。有一次金老连续 10 余天抢救危重病人,自己累得病倒了,但仍不愿休息,匆忙服点药,第 2 天照常继续投入到抢救病人的工作中去。他们为了便利抢救病人,住在当地医院临时安排的住处,尽管条件异常艰苦,团队成员却没有一个叫苦,大家齐心协力,忘我工作,挽救了一个个出血热患者的生命。

　　后来团队在金妙文教授的带领下,应用清气凉营注射液、清瘟合剂治疗流行性出血热发热期,退热效果明显;应用陈皮注射液治疗出血热低血压休克期患者,通过临床观察探索其升压的有效剂量,亦取得明显疗效。在此基础上,团队应用抗厥注射液、救脱 1 号注射液治疗出血热休克期患者疗效明显优于对照组,使之成为当时抢救患者常用药品之一。由于长期临床实践,积累了丰富的临床经验,团队在周仲瑛教授的指导下,制定了流行性出血热诊断和护理常规及流行性出血热中医治疗常规,为中医药辨治流行性出血热起到了重要的指导作用。

二、出血热防治协作组中医分队的前期成果

　　以金国瑞、徐长桂、金妙文等为核心的出血热防治协作组早期中医分队,根据江苏地区流行性出血热的发病季节、证候特征及该病来势凶

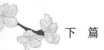

猛、传变迅速、具有传染性的特点,把流行性出血热归类为中医学"温病""温疫""疫斑"等的范畴,认为本病的发生原因是由于人体抵抗力不足,温邪疫毒乘虚侵袭所致。

初起之时,病在卫分,则出现恶寒发热、头痛、全身酸痛等症。卫分不解,迅速传入气分,温为阳邪,火性上炎,则面红目赤,口干咽痛,颈胸部潮红;内干肠胃,则恶心呕吐,或腹痛便泄。温邪传变迅速,短时间内可由气分迅速侵入营血,出现气血两燔,表里同病,高热不退,逆传心包;或邪热炽盛,引动肝风,则出现烦躁不安、神昏谵语、手足搐动等症。气营、气血两燔,营血热盛,脉络受损,迫血妄行则溢出;热伤阳络,血从上溢,热伤阴络,血从下流,则见皮肤黏膜瘀斑、瘀点,甚至损及脏腑出现鼻衄、咯血、吐血、黑便。

温热毒邪最易伤阴,阴伤及阳,正气虚弱,疫毒内陷则可发生面色㿠白、口唇肢端发绀、脉沉细且数,甚至四肢厥逆、冷汗淋漓等内闭外脱之证。热毒内传,温热蕴结下焦,膀胱气化不利,则见小便赤涩,瘀热内结,则见血尿;温邪化火,灼伤肾阴,阴液枯涸,化源欲竭,则小便涩少,甚至癃闭。如经治疗,邪热已退,肾阴渐复,但肾气亏损,固摄无权,膀胱失约,以致小便大量增多[1]。

基于对流行性出血热整个病程病机的认识,协作组提出在治疗上,初期属热毒炽盛的实热证,应清热解毒、凉血化瘀为主。继则邪实正虚,则应扶正祛邪,应根据病情的变化,辨证施治。至恢复阶段,邪去正虚,则应以扶正为主。因此,在早期如能抑制温毒的发展、病情的传变,则可越过低血压、休克期、少尿期,而直接进入恢复期,从而降低病死率,提高治愈率。因此,主张在发热期重点使用具有清热解毒、凉血化瘀,兼有消肿利水作用的清热解毒4号方治疗。

清热解毒4号方是由大青叶、金银花、半边莲、草河车、龙胆草等五味药各30g制成100ml溶液而成。徐长桂、金国瑞两位老专家带领第一批参与救治工作的医护科研人员,自1973年10月开始,至1978年2月,与疫情较为严重的丹阳、赣榆、江宁、常州等县市医院合作,在中医辨证论治的基础上,运用该药治疗患者285例,其中死亡仅7例,病死率降到2.45%,较全国平均病死率有了显著降低。同时也证明了这种以中医中药为主,中西医综合治疗的方法是成功的[1]。"清解 4 号治疗流行性出血热发热期的研究"获得 1982 年卫生部科技进步乙等奖。

三、周仲瑛教授主持流行性出血热的中医药防治工作

为打赢这场流行性出血热防控的攻坚战,江苏省卫生及防疫部门投入了大量人力物力,然正赶上全省兴修水利大会战,在野外搭帐篷住宿的人员空前增多,卫生条件难以保障,鼠患严重,导致疫区面积又进一步扩大。随着出血热防治协作组工作的逐步展开,中医分队前期取得了一些成绩,每年的疫病高发季节,越来越多的疫区要求用中西医结合的办法来抢救和治疗患者,前来求诊的患者越多,遇到的危急重症病人也越来越多。仅有的几种中药制剂已无法满足临床救治工作的需要。再加上徐长桂和金国瑞两位老中医面临退休,出血热防治研究协作组亟需一个具有创新精神、经验丰富、能够统揽全局的中医人才加入。

1982 年在江苏省卫生厅的指示下,省中医院以政治任务的形式,安排医院年富力强、学验俱丰的周仲瑛教授加入到治疗组中来,从此中医抗击流行性出血热的历史展开了新的一页。

周仲瑛教授 1928 年出生于江苏省南通市如东县马塘镇,祖辈几代人都以医为业。周仲瑛刚出生时,其父周筱斋先生虽年仅 29 岁,却已是闻名乡里的医生,据周仲瑛回忆,在其儿时的印象中,其家乡地区先后流行过疫痢、疫疟、麻疹、伤寒、天花、猩红热、登革热等传染病,看到众多乡亲经父亲诊治摆脱了病痛,遂被中医药的神奇功效深深吸引。周仲瑛说:"过去的医疗条件较差,在一般群众中,有了急性病才去找医生,这类病非常考验一个医生的水平,诊断无误,下药精准,却也能见效很快,经常耳濡目染,自己无形之中就受到了熏陶。"周仲瑛 13 岁时,日军侵占马塘,当地中学校解散了,小学毕业后便中断学业,正式开始跟着父亲学习中医。童年时代的耳濡目染,使他对中医已经有了感性认识,能够认识一些常见草药,粗识部分药性,但严厉的父亲并没有让他立即开始攻读医书,而是教导他"业医必先精文",先熟读四书五经,打

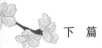

下良好的古文功底,然后再着手学习一些简单的医学典籍。"虽然那个时候也觉得枯燥,但现在回想起来却受益匪浅。"周仲瑛说,"中医本身就属于中国传统文化、科技、艺术范畴,如果没有传统文化基础,就不易搞懂中医理论的内在含义。"

1945年,17岁的周仲瑛开始跟随父亲出诊,他白天随父亲诊脉看病,晚上听父亲传授医道。学习方法是"从源到流"。所学第一本书是《素灵类纂》,然后读《伤寒论》《金匮要略》《神农本草经》等经典著作,这些著作都是父亲根据自己的经验,从中医书籍中精心挑选出来的,这些医书由浅及深,由医理到临证,讲解清楚,纲领明晰,实用性又强。"学医无取巧之门,主要篇章条目烂熟于心,到临床后就能触类旁通",周仲瑛说。1947年,已经有一定临床实践经验的周仲瑛考入上海新中国医学院中医师进修班学习。当时上海的著名老中医章次公、朱鹤皋、蒋文芳、盛心如等,都亲自授课并临床带教。周仲瑛在这里进一步夯实了中医经典和临床功底,也熟悉了不同医派的特长,思路更加开阔。1949年,周仲瑛回到家乡马塘开始独立行医。有一次,一位乡邻得了重病,高烧不退,神志昏迷,不停抽搐。许多经验丰富的医生都不敢下手治疗,病人家里也做好了后事准备。周仲瑛仔细诊查后,急用"紫雪丹"清热开窍、息风止痉,再据舌脉遣方用药,按照他所开的处方,病人服后果然热退神清,转危为安。一时间,此事在当地引起了很大反响,周仲瑛也名声大振。

1955年,江苏省中医进修学校招募学员。尽管在当地继续行医能够名利双收,但周仲瑛却毫不迟疑地参加了选拔考试,并顺利入选。入学后,周仲瑛惊喜地发现,这里的任课教师邹云翔、曹鸣皋、时逸人、王慎轩、樊天徒等都是很有名望的老中医。在进修学校学习期间,他不仅重新温读了许多中医专著,同时还学习了全面的西医学基础知识,开拓了思路,增长了见识,为后来的科学研究奠定了扎实的基础。1956年开始,周仲瑛留在当时的南京中医学院附属江苏省中医院从事中医内科杂病诊疗工作,先后担任住院医师、讲师、主治医师、副教授、副主任医师、教授、主任医师等。

接到医院这次流行性出血热防治的工作任务,鉴于当时人才缺乏,疫情严重的形势,周仲瑛临危受命,他坚信实践出真知,要想攻克流行性出血热,必须深入临床,掌握出血热病人的第一手病情资料,全面了解该病的病机特点及病理机制,在借鉴前人经验的基础之上,制定出更加科学合理的治疗方案。这样,每到一个重疫区的医院,他都要先跟着查房,大家共同研究、分析病情、琢磨原来的治疗方案,对危重病人进行病案讨论,提出新的治疗方案,这样逐渐积累了感性认识,在此基础上上升为理论,例如提出流行性出血热"病理中心在气营,重点在营血"。

四、周仲瑛教授带领团队取得的成绩

在周仲瑛教授的带领下,团队成员深入疫区,白天应诊,夜间讨论病历,分析病情资料,在经过全面观察、深入思考之后,周仲瑛教授提出流行性出血热当属于中医学"瘟疫"范畴,首次将其命名为"疫斑热",这一病名后来得到中医界的广泛认可。针对本病的病机及病势传变特点,他一开始借鉴前人经验,按照"卫气营血"来辨证,针对疾病各期拟定了治疗方药,但死板的分期辨证,最终的临床效果并不满意。一次次碰壁后,周仲瑛教授想到对于这种传变迅速的疫病,如果死搬"卫气营血"分期而治的方法,可能滞后半拍,延误病情。于是修改了诊治方法,提出在流行性出血热的治疗上应以"清瘟解毒"为大原则,临证中区分出血热各个病期的特点,提出"到气就可气营两清"等原则,并针对各个病期提出相应的治法方药,分别采用清气凉营、开闭固脱、泻下通瘀、凉血化瘀、滋阴生津和补肾固摄等治法。这一创新性的指导思想,使临证用药变得非常灵活,最终使上千例流行性出血热患者获得了新生。统计表明,周仲瑛带领的团队治疗了 1 127 例流行性出血热患者,病死率是 1.11%,远远低于其他疗法。而当时西医治疗出血热的病死率一般在 7.66% 左右。特别是对死亡率最高的少尿期急性肾衰病人,应用泻下通瘀、滋阴利水的方药治疗,使病死率下降为 4%,明显优于对照组的 22%[2]。

1988 年,"中医药治疗流行性出血热的临床和实验研究"获得国家中医药管理局(部级)科技进步一等奖。研究成果被送到苏联莫斯科代

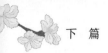
表我国传染病防治的成就进行国际交流。在此基础上，对病毒性高热进行扩大研究，被列入国家"七五"攻关课题。

　　后来，周老的团队围绕传染性疾病进行了多项研究，事实证明中医药在这一领域有优势和特色。比如，对流行性乙型脑炎、病毒性腮腺炎和重症感冒等病毒感染性高热的研究，研究成果于1994年获得国家教委科技进步三等奖；随后在此期间周老团队还研制了多种科研用药如"清瘟合剂""清气凉营注射液"，这些中成药制剂不仅使用便利，更大大提高了疗效，挽救了无数挣扎在死亡线上的急性外感高热病人。

参 考 文 献

［1］徐长桂,金国瑞,金妙文.以清热解毒四号为主治疗流行性出血热285例疗效观察［J］.辽宁中医杂志,1981(02):32-34,42.

［2］周仲瑛,金妙文,符为民,等.中医药治疗流行性出血热1 127例的临床分析［J］.中国医药学报,1988(04):11-16,78-79.

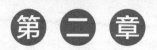

第二章

周仲瑛教授对流行性出血热（疫斑热）的认识、治疗与护理

周仲瑛教授在中医典籍基础上，结合流行性出血热发病特点，将本病命名为"疫斑热"，并且认为其病理表现为卫气营血传变过程，病理中心在气营，重点为营血，病变涉及肺、胃（肠）、心、肾等脏，病理表现极其复杂，每易出现三焦俱热、虚实夹杂的局面。因此，在本病各期的传变中，应按卫气营血，结合三焦和六经辨证进行治疗。

一、流行性出血热（疫斑热）认识与命名

流行性出血热（又称"肾综合征出血热"），一般认为属于中医学"温疫""疫疹""疫斑""温毒发斑"等范畴。周仲瑛教授在研读历代中医典籍相关记载基础上，根据其发病来势凶猛、传变迅速、病情复杂多变，并具有出血、发斑、发热等特点，将本病命名为"疫斑热"。

其实早在《黄帝内经》中就有对疫病的记载，如《素问·刺法论》云："五疫之至，皆相染易，无问大小，病状相似……不相染者，正气存内，邪不可干。"并认为发病与否和人体免疫力相关。

汉·张仲景的《伤寒杂病论》对疫斑热之类的症状、病机和治法有这样的描述："病者如热状，烦满，口干燥而渴，其脉反无热，此为阴伏，是瘀血也，当下之。"认为此类的瘀血发热并见出血的病症，可用"下法"治疗。

宋·陈无言《三因方》言："肺腑脏温病阴阳毒，脏实，为阳毒所伤，体热，肌肤发斑，气喘，引饮……"，其描述与疫斑热的临床表现较为相似。

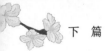

　　清代沈金鳌《杂病源流犀烛》对疫病的鉴别和治法都有较为详细的论述："疫与伤寒异同处，更有当辨者……伤寒邪从毛窍入，疫邪从口鼻入……伤寒不易发斑，疫多发斑……而亦有其同焉者，皆能传胃，故必皆用承气导邪而出，故始异而终同也"，"疫邪贵早下，但见舌黄，心腹胀满，乘气血未乱，津液未枯，即当下之，宜承气汤。"认为疫病临床多见发热、发斑之症，治疗上主张"宜早下"。

　　后世医家对疫斑热之类的疫病也各有论述，如《医宗金鉴》言："火伤阳络血上溢，热侵阴络血下流。"这对从疫斑热认识流行性出血热提供了依据。

二、流行性出血热（疫斑热）病因病机

（一）病因

　　周仲瑛教授认为，流行性出血热（疫斑热）主要是外感瘟疫热毒所致，属新感温病范畴。这与本病来势凶猛、传变迅速、病情险恶、具有明显的流行性和传染性是符合的。由于本病的发病高峰为 5~7 月和 11 月至来年 1 月，且以后者为多见，故有人称之"冬温时疫"，或认为受寒致病而称为"伤寒型出血热"。另因常发于低洼、潮湿、杂草丛生、水位较高、降雨量多的地区，临床可见到湿热偏盛的表现，因此，亦有认为病因为"湿热疫毒"。周老认为本病全过程的临床表现，均呈现一派温热病证特点，即使初伤于寒，但伏寒化温，从表入里，仍具有热病证候。因此有必要统寒温于一体，针对病情，辨证论治。同时由于极度劳倦、受凉，卫外功能一时性低下，每为疫毒乘虚入侵致病的基础，故内因正虚当是发病的关键，而尤与肾精不足密切攸关。

（二）发病机制

1. 基本病机

　　根据流行性出血热的临床过程，其基本病机为温邪疫毒入侵，由表及里，表现为卫气营血的传变经过，并见三焦六经辨证。病变涉及肺、胃（肠）、心、肾等脏，每易虚实夹杂，呈现顺传、逆传、变证、险证丛生与复杂多变的特点。在卫气营血传变过程中，常可两证相互重叠出现，表现卫气同病、气营或气血两燔等兼夹情况。据临床表现，邪热入气即已波及到营，故认为本病的病理中心在气营，重点为营血。论其病理因素，在疫毒致病的基础上，可进而酿生热毒、瘀毒、水毒，"三毒"几乎贯穿病变的整个过程。发热、低血压休克期以热毒、瘀毒为主；少尿期以瘀毒、水毒为主；多尿期、恢复期则为正气虚，余毒不净。

2. 各期的基本病机

（1）发热期：为温邪初感，邪犯卫表，迅即传入气分，而致里热偏盛，温热化燥，燥热内结，则见腑实之候；或因温邪夹湿，内蕴脾胃，而见湿热证候；若疫毒内传营血，可致气营、气血两燔，耗伤营阴，甚则热毒炽盛，传入营分，而致热扰心神；或热入心包、内陷厥阴；如热盛动血，损伤血络，迫血妄行，则表现为血分证。

（2）低血压期：多为正不胜邪，热深厥深，形成厥闭证候，若进一步发展，正虚邪陷，阴伤气耗，可见内闭外脱，甚则由闭转脱，阴伤及阳，发展为阴竭阳脱。

（3）少尿期：为热与血搏，血瘀水停，瘀热水毒蕴结下焦，灼伤肾阴，或湿热蕴结，而致肾的气化不利，热伤阴络，则尿血或夹血性尿膜状物，甚则水毒犯肺，侮脾逆胃，凌心伤肝。

（4）多尿期：由于瘀热水毒伤身，肾气不能司化，固摄无权，或因阴虚热郁，关门开多合少，而见尿多。

（5）恢复期：为邪去正虚，由于病情轻重不同，体质强弱有别，临床表现不一，而有气阴两伤、脾虚湿蕴、肾阴亏虚等不同表现。

三、流行性出血热（疫斑热）治疗

周仲瑛教授认为，流行性出血热（疫斑热）临床发病急、进展快、病情凶险，治疗上应中西医结合，予以基础治疗和应急处理；尽可能以中医为主，突出中医药特色，分期论治，病证结合，针药并施，丸散膏丹及针剂、注射剂，多剂型结合，充分发挥中医药的优势。

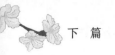

(一) 分期治疗

1. 发热期

[辨证论治]

（1）卫气同病证

治法：辛凉透表，清热解毒。

方药：银翘散加减。

金银花、连翘、桑叶、菊花、青蒿、鸭跖草、薄荷、炒牛蒡子、升麻、鲜芦根。

咳者加前胡、杏仁宣利肺气；皮肤黏膜隐见疹点加大青叶、赤芍凉血解毒；呕恶，舌苔白腻加藿香、佩兰、姜半夏芳化和中；舌苔黄加黄芩、竹茹；鼻衄加黑山栀、白茅根凉血止血。

（2）气分证

治法：清气解毒，通腑泄热。

方药：白虎承气汤加减。

生石膏、知母、大黄、枳实、金银花、连翘、大青叶、蚤休、竹叶。

若腑实燥结，加芒硝润燥软坚；阴液耗伤加生地、麦冬养阴增液；皮肤见出血点加赤芍、丹皮凉营化斑；夹有湿热，脘痞呕恶，舌苔黄腻，去知母，酌加黄连、厚朴、藿香、白蔻仁清热化湿。

（3）气营两燔证

治法：清气凉营，化瘀解毒。

方药：清瘟败毒饮加减。

生石膏、知母、金银花、大青叶、黄连、大黄、赤芍、丹皮、龙胆草、蚤休、半边莲、连翘、黑山栀。

若热毒炽盛，斑色深紫加水牛角、紫草等清营解毒；吐衄，二便出血量多者，加生地、紫珠草、煅人中白、白茅根凉血止血。

（4）营分证

治法：清营解毒，泄热开窍。

方药：清营汤加减。

水牛角、丹参、大生地、大青叶、金银花、黄连、玄参、麦冬、鲜芦根。

热入心包,心烦,谵语,加竹叶心清心泄热;神昏加服安宫牛黄丸清心开窍。

（5）营血同病证

治法:清营解毒,凉血散瘀。

方药:犀角地黄汤加味。

犀角(水牛角代)、鲜生地、丹皮、赤芍、紫草、玄参、麦冬、金银花、大青叶、黄连、白茅根。

出血量多加制大黄、黑山栀,另吞服参三七粉;手足瘛疭,加牡蛎、鳖甲;邪入心包,神昏谵语,加用安宫牛黄丸。

［专用方］

（1）清瘟合剂(大青叶、生石膏、金银花、大黄、升麻等 11 味中药),每毫升含生药 5 克,每次 50ml,一日 3~4 次,口服,一疗程 3~5 天。中毒症状明显改为每次 50ml,一日 4~6 次,频繁呕吐改为鼻饲或灌肠,每次 150ml,一日 1~2 次。

（2）清气凉营注射液(大青叶、金银花、知母、大黄等 7 味中药),每毫升含生药 4 克,每次 40~60ml,加 10% 葡萄糖注射液 250~500ml,静滴,每日 1~2 次,疗程 3~5 天。

（3）清解 4 号(大青叶、金银花、半边莲、草河车、龙胆草),每日 2 剂,煎服,疗程 3~5 天。

（4）丹参注射液,每次 16~20ml,加补液中静滴,每日 1 次,疗程 3~5 天。

（5）清热解毒 1 号(金银花、大青叶、紫草等),每次 100ml,一日 3 次,口服。(陕西中医药研究所)

2. 低血压期

［辨证论治］

（1）热毒内陷证

治法:清热宣郁,理气开闭。

方药:四逆散、白虎承气汤加减。

柴胡、枳实、生石膏、知母、大黄、甘草、广郁金、鲜石菖蒲。

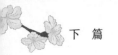

（2）气阴耗竭证

治法：养阴益气固脱。

方药：生脉散加味。

西洋参或白参、麦冬、五味子、玉竹、黄精、山萸肉、煅龙骨、煅牡蛎。

（3）正虚阳亡证

方药：四逆加人参汤，参附龙牡汤加味。

红参、附子、干姜、炙甘草、生龙骨、生牡蛎、山萸肉。

阴阳俱脱者两证结合治疗。

上列三证，若见唇面指端发绀，舌质紫黯，酌加丹参、赤芍、红花、川芎以加强活血之效。

［**专用方（辨证选用）**］

在扩容、纠酸的基础上血压不能回升者，分别选用下列 1~2 种药物。

（1）升压灵注射液（陈皮提取物），每毫升含生药 4g，5ml 加入 50% 葡萄糖注射液 20ml，缓慢静推，和 / 或 20~60ml 加入 10% 葡萄糖注射液 500ml 静滴。

（2）参附青注射液 5ml 加入 50% 葡萄糖注射液 20ml 缓慢静推，和 / 或 50~100ml 加入 10% 葡萄糖注射液 500ml 静滴。（上海曙光医院）

（3）参麦针或生脉针 20~30ml 加入 50% 葡萄糖注射液 40ml 静推，和 / 或 100ml 加入 10% 葡萄糖注射液，或养阴针、增液针 400ml 中静滴。（重庆中医研究所）

（4）参附针 20~30ml 加入 50% 葡萄糖注射液 20ml 中静推，和 / 或 50~100ml 加入 10% 葡萄糖注射液 250~400ml 中静滴。

3. **少尿期**

［**辨证论治**］

（1）瘀热蕴结证

治法：泻下通瘀，清热利水。

方药：桃仁承气汤、增液承气汤、导赤承气汤加减。

生大黄、芒硝、枳实、桃仁、丹皮、生地、麦冬、赤芍、木通、甘草梢、白茅根、车前子。

若见尿中有膜状物，加萹蓄、瞿麦；血尿加黑山栀、石韦；咳嗽，气急喘促，咳泡沫痰或血痰，加葶苈子、桑白皮、全瓜蒌。

（2）热郁津伤证

治法：滋阴利水。

方药：猪苓汤加减。

猪苓、阿胶、滑石、生地、麦冬、白茅根、泽泻、知母、茯苓。

津伤口渴，舌绛加玄参滋阴生津；瘀热在下加丹皮、赤芍凉血化瘀。

［专用方］

泻下通瘀合剂（生地、麦冬、大黄、芒硝、车前子等），每次 50ml，每日 3~4 次，口服，疗程 3~5 天，或鼻饲，或保留灌肠，每次 150ml，每日 1~2 次。

4. 多尿期

（1）肾气不固证

治法：补肾固摄。

方药：固肾缩泉汤加减。

地黄、山药、山萸肉、枸杞子、覆盆子、菟丝子、五味子、益智仁等。

（2）阴虚热郁证

治法：滋阴清热。

方药：知柏地黄汤加减。

知母、黄柏、山栀、生地、麦冬、丹皮、山萸肉、黄精、五味子、生甘草。

5. 恢复期

（1）气阴两伤证

治法：益气养阴。

方药：参苓白术散、沙参麦冬汤加减。

人参（太子参）、白术、茯苓、甘草、麦冬、北沙参、炒玉竹、石斛、扁豆。

余热未清加生石膏、竹叶、白薇。

（2）脾虚湿蕴证

治法：健脾化湿。

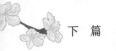

方药:香砂六君子汤加减。

党参、白术、茯苓、甘草、砂仁、薏苡仁、佩兰、厚朴、法半夏。

有热象加黄连;纳差加炒六曲。

(3)肾阴亏虚证

治法:补肾养阴。

方药:六味地黄汤加减。

生地、熟地、山萸肉、茯苓、丹皮、首乌、枸杞子、女贞子、龟板、怀牛膝、泽泻。

(二)应急处理

1. 高热

(1)柴胡注射液每次 2~4ml,肌内注射,必要时。

(2)针灸:①体针:大椎、曲池、少商、商阳及十宣(刺出血)。②耳针:耳尖、屏尖(刺血 3~4 滴)、皮质下、神门。③小剂量安乃近穴位封闭,取大椎、曲池、合谷,每次选用两穴。

2. 顽固性呃逆

(1)简验方:①生姜少许捣汁涂舌或内服。②竹茹、白茅根、枇杷叶去毛各 10g 煎汤频饮。

(2)中成药:玉枢丹,每次 1g,一日 1~2 次,口服。

(3)针灸:①体针:内关、中脘、足三里、合谷、内庭。②耳针:胃、脾、交感、神门。

(4)灭吐灵(甲氧氯普胺)10mg,肌内注射,必要时。

3. 昏迷

(1)吸氧。

(2)简验方及中成药:①皂角末或半夏末少许吹鼻取嚏。②菖蒲末少许吹鼻。③通关散少许吹鼻。④醒脑静注射液,每次 2~4ml,肌内注射,或 6~8ml 加入 10% 葡萄糖注射液 250~500ml 中静滴。⑤至宝丹,每次 1 粒,一日 1~2 次,化服。⑥安宫牛黄丸,每次 1 粒,一日 1~2次,化服。⑦紫雪丹,每次 1.5~3g,一日 2 次,调服。

(3)针灸:人中、中冲、涌泉、少冲,均强刺激,发热者加合谷、曲池。

痰多者加丰隆。

4. 痉厥

（1）吸氧。

（2）针灸：①体针：合谷（可透后溪），太冲（可透涌泉），腰俞、人中、中冲、昆仑。若发热加大椎、曲池、风池。②耳针：交感、神门、皮质上、脑点、心。

（3）穴位注射：取穴大椎、合谷。用地龙注射液，每次 0.5~1ml。

（4）掐捏（压）疗法：人中、合谷、解溪、涌泉、昆仑。

（5）简验方及中成药：①止痉散：全蝎、蜈蚣各等量，共为末，每次服 1~2g。②琥珀抱龙丸，每次 1 粒，研末，口服，一日 2~3 次。适用于抽搐夹痰者。

（6）脑水肿引起痉厥者，应用脱水剂 20% 甘露醇 250ml，50% 葡萄糖注射液 60~100ml 交替静推，或快速静滴。

5. 出血

（1）参三七粉，每次 2~3g，一日 2~3 次，冲服。

（2）云南白药，每次 0.5~1g，一日 1~2 次，冲服。

（3）十灰散，每次 6g，一日 2~3 次，冲服。

（4）制大黄粉，每次 1.5~3g，一日 3 次，口服。

（5）止血合剂（水牛角、生地、赤芍、侧柏叶等），每次 50ml，一日 3~4 次，口服。

（6）凉血化瘀注射液，每次 40~60ml 加入葡萄糖注射液中静滴，一日 1~2 次。

若用上药出血仍不止，根据病情可分别选用肝素、鱼精蛋白、氨甲苯酸、6- 氨基己酸。

6. 心衰肺水肿

（1）吸氧：有缺氧及 / 或二氧化碳潴留表现者，鼻导管低流量 1~2L/min 给氧。

（2）中药：据病情可分别选用①葶苈子粉 3~6g，一日 3 次，口服。②石菖蒲注射液，每次 4~6ml 肌内注射，一日 3~4 次，或 10~20ml 加入 10% 葡萄糖注射液 500ml 静滴，一日 1~2 次。③十枣汤，甘遂、芫花、大戟等份研末,每次 2g,用枣汤送服,一日 1~2 次。④独参汤,红参 10g 煎服。⑤参附针,用法、用量见低血压期。⑥生脉针或参麦针,用法用量见低血压期。

(3)西药:①西地兰(毛花苷 C)0.2~0.4mg 加 50% 葡萄糖注射液 20~40ml,缓慢静注。②呋塞米 20~40mg,加入 50% 葡萄糖注射液 20~40ml,缓慢静注。

7. 高血容量综合征

(1)严格控制进液量。

(2)简验方及中成药:①十枣汤,用法见心衰肺水肿。②若有高血压者,用复方罗布麻片,每次 1~2 片,一日 2~3 次,口服。③中药导泻,用法同少尿期。

8. 喘脱(呼吸衰竭)

(1)低流量吸氧。

(2)通利肺气:①嚏鼻散,细辛、皂角、半夏等份为末,取少许吹入鼻腔取嚏,必要时 15~20 分钟 1 次。②石菖蒲注射液 4~6ml,肌内注射,一日 3~4 次,或 10~20ml 加 10% 葡萄糖注射液 50ml 静滴,一日 1~2 次。③东莨菪碱 0.3~0.5ml(成人)皮下注射,或稀释后静脉推注,必要时 15~30 分钟重复应用。④地龙注射液 2ml 肌内注射,一日 3~4 次。⑤苏合香丸 1 粒,一日 2~3 次,口服。⑥六神丸 10 粒,一日 4~6 次。

(3)祛痰:痰液稠厚无力咳出或昏迷者。①吸痰。②竹沥油 20~30ml,一日 3~4 次,口服。③猴枣散 0.3~0.6g,一日 2~3 次,口服。④葶苈子粉 3~6g,一日 3 次,口服。

(4)救脱:参蛤散:人参粉 2g,蛤蚧粉 2g,沉香粉 0.5g,和匀顿服,一日 3~4 次。参麦针、参附针,参考低血压期治疗。

(5)人工呼吸器:在自主呼吸消失或自主呼吸极微弱的紧急情况下,应用人工呼吸器辅助呼吸。

(6)呼吸兴奋剂:①洛贝林 3mg,肌内注射或静推,亦可用 9mg 加入葡萄糖注射液中静滴。②尼可刹米 0.375g,肌注或静推,亦可用 1.125g 加入葡萄糖注射液中静滴。③回苏林 8mg,肌注或静推,亦可

16~24mg 加入葡萄糖注射液中静滴。④哌甲酯 10mg,肌注或静推,亦可 20mg 加入葡萄糖注射液中静滴。

根据病情轻重不同,可分别应用,或联合应用。

(三) 基础治疗

1. 液体疗法

(1) 发热期:维持内环境平衡,每日补液 1 000~1 500ml。可选用下列 1~2 种液体,如增液针、养阴针、平衡盐液、3∶2∶1 溶液、5% 葡萄糖氯化钠注射液。

(2) 低血压期:扩充血容量,每日补液量为 3 500~4 000ml,常用胶体溶液为低分子右旋糖酐,必要时加用人体血浆、人体白蛋白。常用晶体溶液有增液针、养阴针、平衡盐液、3∶2∶1 溶液,5% 葡萄糖氯化钠注射液,可选用 1~2 种。

(3) 少尿期:严格控制补液量,每日补液量为前一日出量加 500~600ml。常选用下列 1~2 种液体,如养阴针、增液针、10%~50% 葡萄糖注射液,必要时加用复方氨基酸。

(4) 多尿期:维持内环境平衡,出入量平衡。以口服为主,不足部分静脉补给。

2. 纠正酸中毒

常用 5% 碳酸氢钠。首次补充 250ml,以后按公式计算补给。

3. 维持电解质平衡

四、流行性出血热治法概要

肾综合征出血热在我国原称流行性出血热,根据本病的临床表现,隶属于中医"瘟疫""疫斑""疫疹"等范畴,周仲瑛教授称其为"疫斑热"。病因是感受瘟邪疫毒进而酿生热毒、瘀毒、水毒,耗伤阴津。"三毒"几乎贯穿病变的整个过程,发热期、低血压休克期以热毒、瘀毒为主;少尿期以瘀毒、水毒为主;恢复期则为正气亏虚,余毒不净。因此,治疗当以清瘟解毒为基本原则。同时区别各个病期的不同病理特点,辨证采用相应的治疗大法,结合具体病情,有主次地综合应用,配合基础治疗。

1. 清气凉营法

由于本病卫气营血传变过程极为迅速,在气分甚至卫分阶段,邪热多已波及营分,往往重叠兼夹,两证并见,而气营两燔基本贯穿于发热、低血压休克、少尿三期,表现为"病理中心在气营"。为此,治疗应针对这一病机特点,到气就可气营两清,只要见到身热而面红目赤,肌肤黏膜隐有出血疹点、舌红等热传营分的先兆,即当在清气的同时加入凉营之品,以防止热毒进一步内陷营血。而另一方面必须注意,即使邪热内传入营,亦应在清营药中参以透泄,分消其邪,使营分之热转出气分而解,此即叶天士所谓"入营犹可透热转气"的论点。实践证明,清气凉营法广泛适用于发热、低血压休克、少尿三期,而以发热期为主,若用于发热早期,往往可以阻断病势的发展,使其越期而过。

基本方用清气凉营注射液、清瘟口服液。主药为:大青叶、金银花、青蒿、野菊花、鸭跖草各 30g,知母 15g,生石膏 60g,赤芍 15g,大黄 10g,白茅根 30g。湿热偏盛,内蕴中焦,脘痞呕恶,便溏,脉濡而数,苔腻色黄,去大黄、知母,酌加法半夏 10g、藿香 10g、厚朴 6g、黄连 5g。

临床所见,发热高低,热程长短,直接影响病情的进展与转归,应用清气凉营法及时控制高热,中止病情传变,是缩短病程、减少转证现象、提高疗效、降低病死率的关键。

2. 开闭固脱法

在本病发展过程中,因热毒过盛,壅遏气血,阳气内郁,不能外达,可见热深厥深的厥证或闭证,进而正虚邪陷,阴伤气耗,内闭外脱,甚则由闭转脱,阴伤及阳,阳虚阴盛,阳不外达,成为寒厥、阳亡重证。同时必须注意厥脱虽分证较多,但气滞血瘀、正虚欲脱是其重要的病理基础。因热毒里陷,阳气内郁,或阴寒内盛,阳不外达,必致壅遏气血;阳衰气弱,气不运血,或阴虚血少,脉络不充,均可致气病及血,血病及气,而致气滞血瘀。而其病理特点多为因实致虚,虚实夹杂。因此,治疗当以开闭固脱为其主要大法,而开闭,实亦寓有宣通气血郁闭之意。

在早期热厥闭证阶段，治宜清热宣郁，行气开闭，药用柴胡、大黄、知母、广郁金各10g，连翘心5g，枳实、丹参、鲜石菖蒲各15g。热盛加生石膏60g，黄连5g；表现"窍闭"现象者，配用至宝丹或安宫牛黄丸。

若邪热伤阴耗气，势已由厥转脱，则当行气活血开闭，益气养阴固脱，药选青皮、陈皮、枳实、石菖蒲、丹参、赤芍各10g，川芎、红花各5g，以条达气血；西洋参或生晒参、麦冬、山萸肉、玉竹各10~15g，五味子5g，炙甘草5g，龙骨20g，牡蛎30g，以益气养阴。阴阳俱脱者复入四逆汤以回阳救逆，加制附子、干姜各6~10g。

3. 泻下通瘀法

热毒由气入营，热与血搏，血热血瘀，瘀热在里，三焦气化失宣，瘀毒、水毒相互为患，是从发热期发展至低血压休克、少尿两期的病理基础。为此，泻下疗法可以较广泛地应用于出血热几个主要病期，发热早期用之可以减轻病情，阻断传变；低血压休克期热厥证用之，通过清泄热毒，邪去则厥自复；少尿期用之，可以通利二便，改善肾脏功能。概言之有下热毒、下瘀毒、下水毒等多种综合作用。通瘀主要是针对"瘀热"里结阳明，下焦血结水阻所采取的措施，而泻下与通瘀的联合应用，治疗少尿期蓄血、蓄水证，其疗效尤为满意。因邪热从腑下泄，下焦壅结的瘀热得到疏通，则肾的气化功能也可相应地改善。药用生大黄、芒硝各10~15g，枳实、桃仁各10g，生地30g，麦冬、猪苓各15g，白茅根30g。瘀热在下加牡丹皮、赤芍、怀牛膝各10g；水邪犯肺加葶苈子、桑白皮各10g；阴伤明显加玄参15g。

4. 凉血散血法

由于本病重症疫毒极易从营入血，故其病理重点在营血。热毒炽盛则迫血妄行，火热煎熬又可导致血瘀，血热、血瘀、出血三者往往互为因果，贯穿于发热、低血压休克、少尿三期，并见于弥散性血管内凝血（disseminated inravascular coagulation，DIC）所致的出血。因此，当取凉血散血法，清血分之毒，散血分之热，化血中之瘀，止妄行之血，通过凉血化瘀，达到活血止血的目的。适用于瘀热动血之多腔道出血及发斑、休克期之热厥夹瘀证，少尿期之下焦蓄血证等。药用水牛角片15g，牡丹皮、赤芍、黑山栀各12g，鲜生地60g，丹参10g，紫珠草15g，土大黄

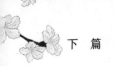

10g,煅人中白 10g,白茅根 30g 等。另需结合各期病机特点及主要治法加减配药。

5. 滋阴生津法

温病顾阴,早有明训,留得一分津液,即有一分生机。出血热温热火毒炽盛,传变迅速,故尤易灼伤津液、耗损营阴。临证所见患者均有不同程度的口渴、舌干红甚至无津、唇齿枯燥等阴伤表现,故全过程均应重视养阴保津。从三期经过而言,发热期多为气营热盛、肺胃津伤;低血压休克期热厥证多见心肾阴虚、津气耗伤;少尿期多为肾阴耗伤、热郁下焦。为此当分别采用养肺阴、增胃液、滋心营、益肾阴等不同方药以救阴。方如沙参麦冬汤、增液汤。药用西洋参 10g、北沙参、麦冬、玉竹、天花粉各 12g,金钗石斛 15g,鲜芦根、生地各 30g,玄参 15g,阿胶 10g。阴虚风动加龟板、鳖甲各 15~30g 等。亦可给予养阴增液等大量输液。本法为治疗出血热不可忽视的大法之一,可以起到重要的辅助支持作用,使阴伤程度较快得到改善,通过助正抗邪,加速病情好转。

6. 补肾固摄法

疫毒伤肾,气化失司,邪少虚多,病从少尿转入多尿者,治应补肾以培元、固摄以保津。在多尿早期阴虚热郁者,滋阴固肾,兼以清利余毒;多尿后期肾气不固者,则当补肾复元,辨其阴阳施治。基本方用固肾缩泉汤加减,主药为地黄、山药、山萸肉各 10g,炙黄芪 15g,覆盆子、桑螵蛸各 10g,五味子 5g,茯苓、牡丹皮各 10g,甘草 5g。虚中夹实,下焦蕴热酌加黄柏、知母、泽泻各 10g;瘀毒不净加赤芍、赤小豆各 10g,去桑螵蛸、五味子;肾阴虚甚,酌加阿胶、天冬、玄参各 10g;气虚加党参 15g,炒白术 10g;阳虚加鹿角胶、益智仁、菟丝子各 10g。

一般而言,多尿期虽已由险转夷,但仍应密切观察,慎加调治,防止发生某些并发症,再次循环障碍,肾实质损伤,导致第二次肾功能损伤。脾虚湿蕴、肾阴亏虚者,当分别辨证施治。至于少数病人,病程进入少尿期,尿量虽然正常,但有尿毒症症状者,则应考虑为多尿型尿毒症,当及时检验确诊,不得误认为越入多尿期而延误治疗。

五、流行性出血热中医诊断疗效评定

(一)诊断标准

中医病名诊断:温疫,又名疫疹、疫斑。

1. 发病特点

发病特点为起病急,传变迅速,多发于青壮年,有明显的流行季节。

2. 临床表现特点

主症:发热,头痛,眼眶痛,腰(身)痛,恶心呕吐,面红目赤,颈胸部潮红,便秘,小溲短赤,皮肤黏膜出血点或瘀斑,衄、咯、吐、便、尿血,精神萎靡、烦躁、神志恍惚或神昏谵语。

兼症:咳嗽、咽痛、口渴、纳差、呃逆、四肢湿冷、面色青晦、心慌等。

3. 实验室检查

(1)早期尿中出现蛋白,且迅速增多,有红细胞、管型或膜状物。

(2)早期白细胞总数正常或偏低。随着病程进展逐渐增高,淋巴细胞增多,并出现异型淋巴细胞,或嗜中性杆状核粒细胞,血小板数下降,发热后期及低血压期血液浓缩,血红蛋白增高。

(3)血尿素氮升高,肌酐升高。

(4)血或尿特异性抗原检测阳性,血清特异性 IgM 抗体阳性或双份血清特异性 IgG 抗体 4 倍增高者(间隔一周)。

具备第 2 项,第 3(1)(2);或第 2 项,第 3 项(4)均可诊断。其他项供参考。

(二)证类诊断

1. 发热期

(1)卫气同病证:微恶寒,发热,少汗,头痛,眼眶痛,腰(身)痛,口渴,面红,颈胸潮红,恶心,小溲短赤,舌边尖红,苔薄白腻或薄黄,脉浮滑数。

(2)气分证:壮热有汗,不恶寒,口渴欲饮,气粗面赤,颈胸潮红,皮肤黏膜隐有少量出血点,恶心呕吐,腹痛,大便秘结或便溏不爽,腰痛,小便短赤,舌质红,苔黄厚或黄燥,脉小数、滑数或洪大。

(3)气营两燔证:高热或潮热,口渴,面红目赤,肌肤黏膜出血点增多,隐有瘀斑,烦躁不安,神志恍惚,腹痛便秘,舌质红或红绛,苔黄或黄燥,焦黑,脉数或小数。

(4)营分证:身热夜盛,口不甚渴,心烦不寐,神志恍惚或神昏谵语,面红目赤,肌肤有多量出血点与瘀斑,舌质红绛,苔焦黄无津甚至干裂,卷缩,脉细数。

(5)营血热盛证:身热或不甚发热,烦扰不安,神志恍惚,甚则昏狂,或手足瘛疭,面红目赤,肌肤大片瘀斑显露,或鼻衄、咯血、吐血、尿血、便血,舌质红绛或深绛,苔少无津,脉细数或细。

2. 低血压期

(1)热毒内陷证:发热或高热,烦躁不安,神志淡漠,神识昏蒙,口渴欲饮,四肢凉或厥冷,胸腹灼热,或见便秘尿赤,或肌肤斑疹隐隐,舌红或红绛,脉细数,或模糊不清。

(2)气阴耗竭证:身热骤降,烦躁不安,颧红,气短,口干不欲饮,出黏汗,舌质红、少津,脉细数无力或模糊不清。

(3)正虚阳亡证:面色苍白,唇绀,四肢厥冷,冷汗淋漓,神志淡漠或昏昧,舌质淡白,脉微细或沉伏。

3. 少尿期

(1)瘀热蕴结证:少腹胀满,腹痛,或拒按,大便秘结,小便赤涩量少,欲解不得,甚则尿闭不通,或有血尿,尿中夹有血性膜状物,或有身热,舌质红绛或绛紫,苔黄燥或焦黄,脉滑数或细数。

(2)热郁津伤证:身热不尽,口渴心烦,小便短赤,量少灼热,腰痛不利,舌质红少津,苔黄燥,脉细数。

4. 多尿期

(1)肾气不固证:小便频数,尿多清长,腰酸头昏,神疲乏力,嗜睡,易汗,舌质淡,苔黄或白,脉细无力。

(2)阴虚热郁证:小便频多,色黄而灼热,口干,多饮,头晕,腰酸,手足心热,夜寐不佳,舌质红,少津,脉细数或细。

5. 恢复期

（1）气阴两伤证：疲倦乏力，短气，心慌，易汗，内热心烦，口干，头昏，腰酸，小便频，舌质淡红，苔薄，脉细数。

（2）脾虚湿蕴证：气短自汗，倦怠懒言，食少便溏，腹胀，口黏干苦，舌质淡，舌苔腻、色白或黄，脉软。

（3）肾阴亏虚证：腰膝酸软无力，头昏耳鸣，形体消瘦，口干，或有盗汗，舌红少苔，脉细。

（三）疗效评定标准

1. 发热期

［**评定依据**］

（1）体温下降，恢复正常。

（2）主症改善或消失，病期及/或证型转化中止，越期而过。

（3）实验室检查（1）（2）（3）改善或恢复正常。

［**疗效分级**］

（1）显效：药后 24 小时内体温开始下降，大部分主症改善；3 天内体温恢复正常，大部分主症消失；5 天内各项实验室检查明显改善或恢复正常，病期传变得到阻断，或越期而过。

（2）有效：药后 48 小时内体温开始下降，大部分主症改善；5 天内体温恢复正常，或大部分主症消失，5 天内各项实验室检查明显改善。病情传变经过表现为顺证。

（3）无效：药后 48 小时内体温未下降，主症加重或无改善；5 天内体温未恢复正常，主症未改善，实验室各项检查未恢复正常。在病情传变中出现逆证。

2. 低血压期

［**评定依据**］

（1）血压回升：收缩压较治疗前升高 20mmHg 以上，或回升在 80mmHg 以上，脉压大于 20mmHg。

（2）厥脱改善：神志、心率恢复正常，脉搏有力，面色、出汗改善，肢端回温，尿量增加，每小时大于 30ml，指压再充盈时间少于 3 秒，或甲皱

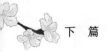

循环改善。

（3）症情稳定：停药后血压和症状稳定改善。

［**疗效分级**］

（1）显效：用药 3 小时内血压回升，12 小时内厥脱症状改善，24 小时内停药后症情稳定。

（2）有效：用药后 3 小时内血压回升，24 小时内厥脱症状改善，48 小时内停药后症情稳定。

（3）无效：用药后 3 小时内血压不回升，厥脱症状不改善，症情不稳定或恶化。

3. 少尿期

［**评定依据**］

（1）尿量恢复正常（少于 1 000ml/24h 为少尿倾向，少于 400ml/24h 为少尿，少于 100ml/24h 为尿闭，大于 1 000ml/24h 为尿量恢复正常）。

（2）主症：小溲赤涩量少，或尿闭，或见血尿、尿膜，少腹胀满拒按，大便秘结，或身热，口渴，口干，心烦，肾区叩击痛等改善或消失。

（3）实验室检查：尿蛋白、红细胞、管型、膜状物、血尿素氮、血肌酐等改善或恢复正常。

［**疗效分级**］

（1）痊愈：主症完全消失，每日尿量大于 1 000ml。在普通饮食情况下，血尿素氮小于 20mg%，血肌酐小于 2mg%，尿蛋白消失。

（2）显效：主症消失，每日尿量大于 1 000ml，尿蛋白消失，血尿素氮、肌酐明显下降，肾功能改善一度以上，尚未完全恢复正常。

（3）有效：主症基本消失，每日尿量大于 400ml 以上，尿蛋白明显减少，血尿素氮、肌酐有一定下降，肾功能有一定改善。

（4）无效：各项指标无改善或有恶化者。

4. 多尿期

［**评定依据**］

（1）尿量小于 3 000ml/24h 为恢复正常。

（2）小溲频数、尿多清长或色黄灼热、腰酸、头昏、神疲、乏力、嗜睡或心烦、寐差等改善或消失。

（3）实验室检查中尿蛋白、红细胞、管型、血尿素氮或非蛋白氮、血肌酐等改善或恢复正常。

［疗效分级］

（1）痊愈：主症完全消失，尿量小于3 000ml/24h，尿蛋白消失，血尿素氮、肌酐恢复正常。

（2）显效：主症消失，尿量小于3 000ml/24h，血尿素氮、肌酐明显下降，未完全恢复正常。

（3）有效：主症基本消失，尿量明显减少，尿蛋白减少，血尿素氮、肌酐下降，尚未恢复正常。

（4）无效：各项指标无改善或有恶化者。

5. 总疗效评定标准

（1）病死率：药后主症无改善而死亡，死亡病例数占总病例数的百分率。

（2）治愈率：主症消失或明显改善，实验室指标恢复正常或基本恢复正常而治愈，痊愈病例数占总病例数百分率。

六、流行性出血热的中医护理常规

予以流行性出血热患者的正确、恰当和及时护理，有利于疾病的预后。在总结大量临床实践的基础上，制定了流行性出血热的中医辨证施护的护理常规。具体如下：

（一）一般护理

1. 保持病房安静、整洁，做好消毒隔离，防止交叉感染。

2. 注意保暖，卧床休息。

3. 饮食宜素半流质饮食。病重者流质饮食，给服水果养阴生津，忌食油腻厚味食物，在恢复期注意加强营养。但饮食仍宜稀软清淡，不要过量，逐渐恢复正常。

4. 入院后即记录24小时出入量，包括大小便色、质、量，呕吐量，补液量和口服量。

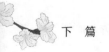

（二）病期护理

1. 发热期

（1）观察项目：①体温、脉搏、呼吸、血压。②畏寒、头痛，眼眶痛，腰（身）痛，汗量，面红目赤，颈胸潮红，精神状态，舌苔，脉象。③注意出血、昏迷、痉厥等危重证候。

（2）护理要点：①恶寒者保暖，酌加衣被。②每日测量体温、脉搏。呼吸 4~6 次，高热者改为每 2 小时测量 1 次，过高热每半小时测一次，主症每日记录 1 次，有变化者随时记录。③汤药宜温服，药后无汗或者汗出不畅者辅以热饮食，取微汗，忌大汗。④壮汗，但少汗或无汗者不宜吹风、冷敷。⑤汗多者以干毛巾擦净，避免吹风。⑥注意用药前后大便的情况，每日次数、量、性质，与体温及主症的关系。⑦发热至第 3~4 病日后，要勤测血压、脉搏，注意精神神经症状，面色，恶心、呕吐，尿量的变化，如发现低血压应早期治疗。

2. 低血压期

（1）观察项目：①体温、脉搏、呼吸、血压。②神志，面色，皮肤温度，湿度，心率、尿量及末梢微循环。

（2）护理要点：①如发现低血压者，每 1~2 小时测量 1 次体温、脉搏、呼吸、血压。如发现休克者，则每 15 分钟至 1 小时测 1 次。②注意保暖，切记搬动。早期大量快速补液时要加温（输液软管盘在热水袋上）。③发现低血压休克者，立即给予低流量吸氧。④做好补充血容量、纠正酸中毒、升压药物等抗休克抢救的准备，如低分子右旋糖酐、平衡盐液、5% 碳酸氢钠等。⑤对幼儿或老年体弱及心肾功能不全者，补液速度适当减慢，减少补液量，常规应用强心药物，以防诱发心衰肺水肿。⑥如扩容纠酸后血压不能回升或不稳，应警惕由厥转脱的变化。⑦高热。口渴者不宜用强烈的发汗药物，避免出汗过度加重病情。

3. 少尿期

（1）观察项目：①尿量、颜色、膜状物。②注意恶心呕吐、顽固性呃逆、心律、精神神经系统症状等。③密切观察出血量、颜色、部位，心衰肺水肿，高血压，高血容量综合征，高血钾，继发感染，酸中毒等并发症。

（2）护理要点：①严格控制进液量，按照量出为入的原则，给予足够的热卡（每天糖至少 200g），以口服为主，不足者静脉补给。②每 4~6 小时测量体温、脉搏、呼吸、血压 1 次，并及时记录。③津液耗伤明显者，服用梨汁、荸荠汁、藕汁，凉服或温服，或鲜芦根、鲜茅根各 60~120g 煎水频服。④灌肠或口服导泻的病人，密切观察和记录大小便开始排出时间、量、颜色，并保持床单清洁、干燥。⑤肾区热敷或超短波。⑥昏迷者防止咬伤舌和跌伤；加强口腔、眼和皮肤护理，定时用生理盐水洗口腔及眼部，不能闭眼患者，用盐水纱布遮盖，并用 3% 硼酸水清洗后，用 0.25% 氯霉素眼药水滴眼，防止暴露性角膜炎，保持皮肤及床单清洁、干燥；身体受压部位及骨突处用 30%~50% 红花酒精按摩，加用气圈或泡沫塑料垫，预防压疮的发生，保持呼吸道通畅，必要时吸痰，每 2 小时翻身一次，预防继发感染，如肺部已有继发感染者，翻身应加拍背，以助痰液排出。⑦如膀胱已有小便，而不能自己排出，可在膀胱区用热、冷交替湿敷，并加按摩。⑧如尿量增多，高热持续不退，应警惕出现继发感染引起的第二次肾损伤。⑨腹膜透析应按无菌操作执行，并有专人护理。

4. 多尿期

（1）观察项目：①尿量、食欲、心慌、乏力等主症。②脉搏、心律、肌力。

（2）护理要点：①饮食：给予营养丰富、易消化、高纤维、高维生素、高热量、高钾饮食。②认真记录出入量，维持水电解质平衡。③若尿量增多，肾功能各项检查无改善或加重，提示病情危重需加强基础护理，防止继发感染，诱发第二次肾功能衰竭。

5. 恢复期

注意休息，增加营养，防止感染。

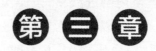

周仲瑛教授外感热病辨治经验

外感热病是指感受六淫之邪或温热疫毒之气，导致营卫失和，脏腑阴阳失调，出现病理性体温升高，伴有恶寒、面赤、烦躁、脉数等为主要临床表现的一类外感病证[1]。属于中医伤寒、温病、瘟疫范畴，外感热病包含了现代医学的大部分感染性和传染性疾病。现一般把中医内科疾病分为外感病和内伤病，因多数外感病都有发热症状，又称为外感热病，对于这一名称仍有少数人持有异议。先有西学中同志提出"急性热性病"之名，认为中医所谓外感病，主要属于西医所谓急性传染病，而急性传染病大都是以发热为主症的，所以以此命名。又因中医所谓外感病并不都是急性的，故又认为"急性"二字也不完全适合，不如通称"外感热病"为妥。这就是外感热病名称之所由来[2]。

周仲瑛教授行医 70 余载，著作等身，对各科疾病皆有独到的见解和深刻认识。纵观他几十年的研究成果，外感热病是重点，涉及内容非常广泛，既有对以流行性出血热为主的重点研究，又有在其研究成果的基础上由点及面的发挥和探讨；既有对重大传染性疾病的关注，又有对多种慢病的经验总结。无论在深度还是在广度上，都达到了相当的水准。

一、辨治外感热病的主要学术思想

1. 外感热病有伤寒、温热病和瘟病之分

周仲瑛教授认为外感热病应该有伤寒、温热病和瘟病之分。"伤寒"主要是外感寒邪所引起的急性热病，如张仲景《伤寒论》之伤寒。这个容易与温热病及瘟病相区分，重点要区分的就是瘟病与温热病。

区分两者主要基于以下几点：首先，疾病性质不同。瘟疫具有明显的传染性，可分为温疫和寒疫两种。如陆懋修在《世补斋医书·温疫病》所言："夫疫有两种，一为温之疫，一为寒之疫，不得以治寒疫者治温疫，更不得以治寒疫者治温病也。"[3]虽然后世医家常认为"伤寒百不及一"，但是结合《伤寒论·序》及所处的历史年代，当时以寒疫为主的事实不容怀疑。可见瘟疫是温疫和寒疫的统称。而温热病则是病性为温热性质的外感热病。因此，不能将瘟疫划入温热病。其次，发病特点不同。瘟疫传染性强，不论体质强弱、男女老幼，发病多急，传变迅速，若不及时干预往往可导致危重证候。温热病发病则可缓可急，与所患疾病和个人体质有重要关系。最后，证治规律不同。瘟疫一气一病，症状相似。所感染的疫气往往决定疾病发生和发展，与正气关系相对较小，加之发病急骤，病情危重，辨治要求往往需要快、狠、准。具体于一种瘟疫，治疗原则往往相同或相似。而温热病有所不同，辨治方法除了所感时邪的性质外，往往要结合病人的体质，治疗急缓也要看具体的病证，如湿热病的治疗往往难求速效。

　　因此，周仲瑛教授认为外感热病主要分为伤寒、温热病及瘟疫。伤寒以外感寒邪为主，温热病即四时温病，有风温、春温、暑温、湿温、冬温等不同。伤寒和温热病主要从寒热性质来区别，同时突出强调瘟疫的特殊性。对瘟疫的重视还有一个重要原因是其对人类健康的威胁极大。近年来的 SARS 及甲流的流行不但严重威胁到人类健康，而且对社会、经济的发展均产生了不利影响，因此值得对瘟疫的证治规律进一步深入研究，以减轻瘟疫的危害和影响。

　　2. 从病位上将外感热病分为肺系（呼吸系统）**和胃系**（消化系统）**两大类**

　　通常情况下，外感热病的划分多从寒、温性质进行分类。但是，从病位上进行分类也具有一定的临床意义。

　　口、鼻作为邪气所侵犯的途径之所以受到医家的重视，这与外感热病的发病部位密切相关[4,5]。这对在病位的角度认识疾病有重要意义。五窍与脏腑之间具有从属关系，脾开窍于口，肺开窍于鼻。因此邪气从口、鼻而入，主要涉及脾、肺两脏。肺主皮毛，脾主肌肉，因此两脏受邪，往往有皮毛及肌肉的不适,这表现在外感之后出现的相关表证。

叶天士在《温热论》中提到"温邪上受,首先犯肺"。可见肺是温热病邪的主要侵犯部位。但叶天士所言的肺,应当为肺系,即肺所属的包括皮毛、鼻、咽、肺等部位。而伤寒表证的发病部位虽然在太阳经,但从藏象学说而言,所处之地也为肺所主。因此肺系是外感热病的一个主要方面,以伤寒、中风、风温、秋燥为主要代表。

脾胃是外感邪气侵犯的另一个重要部位。如外受寒邪,如果卫表不固,可以直接深入于里,伤及肠胃。春温、湿温、暑湿等热病也常常以胃肠病位为主,临床表现在表则口鼻干燥,眉棱骨疼痛,肌肉困重;在内则多以烦闷、脘腹胀痛、吐泻为患。虽在脏多为脾,但发病主要在胃。因此胃系疾病是外感热病的重要方面。同时陆懋修认为"伤寒之病,阳明为多,伤寒之治,阳明为要"。从六经辨证来看,足阳明胃经也是发病的主要部位。由此可见胃系在外感热病方面的重要性。

病位上的差异在辨治方法上也随之不同。肺系疾病初期多以祛邪为主,而胃系疾病根据证候的不同,多以清法、消法为主。可见从肺系和胃系对外感热病进行分类有重要的临床意义。

3. 寒温统一,圆机活法,杂糅辨证

近现代医家多有强调寒温统一者。早在 20 世纪 50 年代就有医家倡导寒温统一。章巨膺提到:"《伤寒论》为温病学说奠定了基础,而温病学说的成就乃是《伤寒论》的进一步发展,这是伤寒温病所以有条件统一起来的先决因素。"[6]但将寒温统一于辨证实践过程中的医家则远早于此,以晚清时期的丁甘仁和张锡纯为代表。从丁甘仁对《伤寒论》条文的论述及医案可以看出,丁氏并不纠缠于伤寒与温病之争[7]。寒温统一之所以得到大多数人的认可,学者武冰分析后认为两者研究的对象相同,而且辨证方法过多容易导致内容混乱和说理上的复杂化,两者统一具有客观基础,可以消除门户之见[7]。

周仲瑛教授亦强调寒温统一。除了上述依据外,其寒温统一观的特点主要体现在"圆机活法,杂糅辨证"上。由于疾病和证候的复杂性,加之医者水平及学术流派的影响,对同一疾病的辨证方法及分型各有不同,导致证候分类繁多,无法统一。因此需要在继承各种传统辨证

方法优势的基础上,杂糅多种辨证于一体。即将八纲辨证、脏腑辨证、经络辨证、气血津液辨证、六经辨证、卫气营血辨证、三焦辨证和病因辨证等,根据其各自的适用范围和特点,相互补充,综合应用。周仲瑛教授辨治外感热病亦是如此。比较常见的是将六经辨证、卫气营血辨证及三焦辨证等综合应用,既可先后使用,也可兼夹运用,体现了各种辨证方法的针对性和兼容性。

4. 外感热病五大症——热、痉、厥、闭、脱

周仲瑛教授认为热、痉、厥、闭、脱是外感热病的五大症,多为外感热病的重症。若治疗准确,可使邪去毒解正复,扭转险象。否则证情险变丛生,正气溃败。因此,及时准确阻断病情发展与疾病的预后和转归密切相关。其中热是外感热病的一般见症,即常症,痉、厥、闭、脱则为外感热病的变症,是周老知常达变思维的具体体现。对于热、痉、厥、闭、脱,周仲瑛教授提出了五个辨证要点。具体如下:

(1)"热"辨证型:热主要指高热,往往是邪正交争的结果,此时邪气亢盛,如果正胜邪退,往往可汗出而愈。对于外感发热的病因而言,外感六淫邪气及疫毒之气均可侵袭人体而导致发热,对于病位而言可以结合六经辨证、卫气营血辨证及三焦辨证具体分析。同时也要结合患者自身体质,对于素体阴虚、阳虚、气虚等情况,需要认真分辨。因此,对于证型确定的关键应从病理因素、病位及体质因素等三个方面考虑。

(2)"痉"察虚实:痉在《金匮要略》中可分为刚痉和柔痉,病因常为中风和伤寒,中风可导致柔痉,伤寒可导致刚痉。临床上看,热邪为患更为多见,热毒内陷心肝,扰及心神,引动肝风,则可致痉。痉证需要分清虚实,痉证一般而言多属实证,但若热邪过度耗伤津液,继而筋脉失养,亦可发为痉证。

(3)"厥"分寒热:厥证是外邪内犯,郁闭气机,可使气机逆乱,阴阳之气不相顺接,发为昏厥。对于外感热病而言,厥证尚有寒热之别。虽然寒证多见,但对于热证需要审慎辨别,热毒内陷,阳气被遏,不能透达四末,阴阳之气不相顺接,则热深厥深,可见热厥证。厥分寒热应当注意寒厥。

（4）"闭"为热、痰、瘀：闭证也是外感热病的危重阶段，此时往往神明失用，但往往具有邪实的一面。所谓火性急速，同时灼津化痰，耗血生瘀，热、痰、瘀交互为患，导致气机闭阻不通，升降失常，闭阻心窍，神明失用，从而导致闭证。

（5）"脱"为气阴竭：脱证为气阴竭。其中的气主要指阳气，阴主要指阴液。气阴竭主要指阳脱和阴脱两证。阳脱、阴脱皆属危症，多由高热、痉、厥、闭等症转化而来。亡阴多为高热、急剧而大量地出汗、吐泻、失血或久病耗伤阴血所致。亡阳既可由阴竭阳无所附所致，也可因邪盛骤伤阳气而成[8,9]。

对于热、痉、厥、闭、脱五症中，应高度重视对高热的及时诊治。高热若不能及时复常，假以时日，痉、厥、闭、脱往往在所难免，而诸症之间又常常交互并见，导致危重结局。因此，在治疗外感热病时不但需要防患于未然，一旦出现要采取及时、有效的诊治方法，方可有挽救之机。

二、辨治外感热病实战经验

1. 对流行性出血热倡导"三毒论"

20 世纪 70 年代后期，流行性出血热肆虐，周老亲自深入疫区，通过对上千例患者深入细致的观察，发现本病病因为感受温邪疫毒[10]，从而酿生热毒、瘀毒、水毒，且"三毒"几乎贯穿整个疾病过程。发热、低血压期以热毒、瘀毒多见，少尿期以瘀毒、水毒为主，多尿期、恢复期多为正气亏虚，余毒未尽。所以，清瘟解毒为基本治疗原则。

针对流行性出血热不同时期，研制相应治疗和系列方药，发热期用清气泄热、凉营解毒的清气凉营注射液、清瘟合剂；低血压期应用行气活血、扶正固脱的抗厥注射液、救脱 1 号注射液；少尿期应用泻下通瘀、清热利水的泻下通瘀合剂；多尿期用经验方固肾缩泉汤治疗[11]。共观察病例 1 127 例，治疗组 812 例，病死率是 1.11%，对照组 315 例病死率 5.08%，治疗组优于对照组（$P<0.01$），取得了显著临床效果[12]。死亡率最高的少尿期急性肾衰竭患者，周老认为其病机核心是"瘀热水结"，因热毒郁里，阳明腑实，热入下焦，瘀热在里，下焦蓄血，进而血结水阻，表

现为太阳蓄水、蓄血之候。同时瘀热必耗伤阴津，因此周老提出少尿期病机特点为"三实一虚"。三实是指"瘀毒、热毒、水毒"，一虚是指"阴津耗伤"。治疗上采取泻下和通瘀并用，兼以滋阴利水，使邪热从腑下泄，下焦壅结的瘀热得以疏通，肾的气化功能相应改善，滋阴又可"增水行舟"，助肾化水，标本兼顾。方宗《温疫论》桃仁承气汤、《温病条辨》增液承气汤、导赤承气汤和《伤寒论》猪苓汤，针对"三实一虚"的病机研制成具有泻下通瘀、滋阴利水功用的泻下通瘀合剂。该方药物组成为：大黄 15~30g，枳实 10g，芒硝 10~20g，生地 30g，麦冬 30g，茅根 30g，桃仁 10g，猪苓 15g，怀牛膝 10~15g。大黄、枳实、芒硝三药相伍共奏攻泻之力，辅以桃仁化瘀逐血通便，加强泻下通瘀之功，荡涤"瘀毒""热毒"；白茅根、猪苓相伍清热利尿、给邪出路，疏浚"水毒"之患；生地、麦冬相伍养阴生津、增水行舟，兼防泻下伤阴之弊；牛膝活血利水、引药下行。综观全方，乃为荡涤腑实、泻下逐瘀、蓄血蓄水兼治，"三毒"并清，攻补兼施之佳剂。周老用该方治疗出血热急性肾衰竭病死率仅为 4%，明显低于西医对照组 22%[13]，中医药治疗流行性出血热临床和实验研究处于当时国际领先水平，于 1988 年获得国家中医药管理局（部级）科技进步一等奖。被选入国家重大科技成果项目，代表我国医药研究的最新成果，赴苏联进行国际交流。

2. 率先提出病毒感染性高热"到气就可气营两清"

近代中医对外感热病的治疗一般按叶天士"卫气营血"辨证，主张"到气才可清气，在卫表、卫气分不能妄投清营之品，以免凉遏太早，导致邪热内陷入里。周仲瑛教授在治疗流行性出血热过程中，发现该病在卫气营血传变过程中极为迅速，在气分，甚至卫分阶段，邪热多已波及营分，往往重叠兼夹，两证并见，气营两燔基本贯穿发热、低血压休克、少尿 3 期，表现为"病理中心在气营"。因此周老提出"到气就可气营两清"，只要见到身热、面红耳赤、舌红、肌肤黏膜隐有出血疹点等热入营分先兆，即可在清气的同时加入凉营之品，可以预防热毒进一步内陷。实践证明，清气凉营法广泛适用于发热、低血压休克、少尿 3 期，以发热期为主。清气凉营法可及时控制高热，阻止病情传变，具有缩短病程、提高疗效、降低病死率的作用。

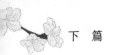

　　在流行性出血热取得成效的基础上,扩大到乙型脑炎、腮腺炎脑炎、重症流感等病毒性外感高热疾病的研究,同样发现病毒性外感高热虽有卫气营血的一般传变,但这规律并不是一成不变的,因病而异。有初期就见卫气、卫营同病者,也有气营、气血两燔,甚则入营血分者,所以发表、清气、透热转气、凉血等法不可截然分开,常常联合运用。因而周老从临床实际出发,将流行性出血热发热期“病理中心在气营”扩大到病毒性外感高热疾病,提出外感高热“病理中心在气营”,主张“到气就可气营两清”论,并确立“清气泄热、凉营解毒”等治法,认为只要见到患者身热、舌红、口渴、少津等症,就须在清气同时加入凉营泄热之品,能够先安未受邪之地,防止热毒进一步内陷,阻断病变的进展。周老所拟的基本方药:大青叶、金银花、青蒿、野菊花、鸭跖草、石膏、知母、赤芍、大黄、白茅根。方中大青叶清热解毒,尤善解时行疫毒;金银花既清气分之热,又解血分之毒;石膏、知母清热泻火兼能养阴;大黄泻火解毒,凉血化瘀,荡涤里热;野菊花、鸭跖草、青蒿清热解毒,化湿透邪;赤芍凉血化瘀防止热毒向营血进展;白茅根清热生津利尿除湿,诸药合用具有清气泄热、凉营解毒、化湿透热之功,对病毒性外感高热发挥很好的治疗作用。具体应用时,若湿热偏盛,去大黄、知母,加半夏、藿香、厚朴、黄连苦温燥湿;若腑实明显,加芒硝、枳实加强通腑泄热功效;如阴伤明显,可加鲜生地、鲜石斛、鲜芦根、天花粉养阴生津;营分热扰心神,神昏谵语,可酌加安宫牛黄丸、至宝丹、紫雪丹清心开窍;热甚动风,可用羚羊角、钩藤、地龙、僵蚕等凉肝息风。

　　在上述诸药获得成功的基础上,研制了具有清气凉营作用的清气凉营注射液和清瘟合剂配套制剂。两种制剂都含有大黄,但疗效机制不同。清瘟合剂通过胃肠道吸收,药后大便稀溏 2~3 次,达到“以下为清”作用。清气凉营注射液因通过静脉给药,得汗热退,邪从表解。不同给药途径有不同的药效作用,值得进一步讨论研究。

3. 首先提出传染性非典型肺炎“新感引动伏毒论”

　　2003 年春,传染性非典型肺炎在我国蔓延,特别是周老在北京的弟子全小林及在粤的两名弟子一直奋斗在抗击非典的第一线,不分昼夜打来电话请示周老,又一次将周老推向抗击病毒感染性疾病的前沿。

造成非典大范围流行的原因,周老认为关键是"非其时而有其气",即冬天应寒而反暖,春天应暖而反寒,加之当年春季雨水偏多,气候无常,寒温失调,造成"戾气"(变异的冠状病毒等)流行,触犯人体则发病。从本病具有潜伏期短、病情重、传变快、成年人多发等特点来看,根据周老70余年临床经验,认为该病是先有伏毒在肺,后因新感而引发。伏毒多为毒热之邪,但亦可因伏寒化温,肺热内伏,复感时邪疫毒而发病。外感时邪以风邪为主,可以夹寒、夹热、夹湿,疫毒杂感伤人。非典型肺炎主要表现为三焦传变过程,周老认为掌握三焦辨证方法在对"非典"的临床治疗中尤为重要。在上焦时多表现为"肺热内郁,风邪束表",因"风为百病之长",所以风邪容易夹寒、夹热、夹湿;在中焦常表现为"肺胃热盛,湿浊内蕴",而其中重症则以"肺热腑实,痰浊瘀阻"为主;倘若逆传、内陷,邪入下焦,则往往表现为"内闭外脱,气阴耗竭"。

以三焦辨证为依据,将该病分为初期、中期、极期、恢复期四期,进行辨证治疗,针对该病不同病期和主症特点,制定相对应的治法和系列专方专药。初期常为表寒里热证,临床表现主要为发热、恶寒、周身酸痛、头痛、口干、干咳少痰、无汗或少汗、舌边尖红、苔薄白或微黄、脉浮数,治当宣肺解表,泄热透邪,方选银翘散合三黄石膏汤加减,如风热夹湿,用藿朴夏苓汤。中期分为热盛湿蕴证和肺热腑实证,热盛湿蕴证临床表现为壮热不已、起伏不定、干咳少痰、舌红苔黄腻、脉滑数,治应清热化湿、轻宣透达,方用银翘白虎汤、苍术白虎汤。如湿热内伏,少阳郁闭者,则可用蒿芩清胆汤;湿浊偏甚,邪伏膜原者,选用达原饮;蕴而化毒者,可用甘露消毒丹。肺热腑实证临床表现为发热或高热、热势甚、面红烦躁、喘急气促、痰涎壅盛、呛咳、出汗、口渴欲饮、胸腹满胀、大便秘结、舌质红苔黄腻、脉滑数,治应苦寒泻下、通腑泻热,方用宣白承气汤、陷胸承气汤。若出现热毒闭肺,肺气痹而不用,心血瘀而不畅,痰浊瘀阻为患,可用桃仁承气汤合葶苈大枣泻肺汤。此时极为重要,若处理不当,则病邪极易逆传内陷。极期内闭外脱证临床表现为高热持续、气急、喉中痰鸣、咳逆、痰中带血、烦躁不安、谵语,甚至昏迷、舌干焦,或体温骤降、面色苍白、额出冷汗、唇青肢冷、呼吸短促、咳而无力、喉中痰声如鼾、烦躁不安、谵语甚至昏迷、舌质红绛、脉细数无力或细微欲绝。宜用开窍醒神之品安宫牛黄丸、紫雪丹、醒脑静注射液、清开灵注射液。痰热闭肺,应用猴枣散;邪陷正脱者,方用生脉散、参附汤。恢复期气阴耗伤证临床表现为低热、手足心灼热、气短乏力、口干舌燥、声微、动则汗出、舌质红苔少、脉细数。治宜益气养阴、清泄余热。方选生脉散或沙参麦冬汤加减,脾虚者可用参苓白术散。上述各证既有其独立性一面,各证之间又有互相兼夹、演变的关系,可先后发生或合并出现,故临床应根据证的兼夹情况权衡处理。

4. 芳香宣透、辟秽解毒防治"人禽流感"

人禽流感是一种严重危害人类健康的传染病,为了有效防治该病,周仲瑛教授提出用中医防治人禽流感的认识与建议。该病可迅速进展,突发高热、肺炎,重者会出现呼吸衰竭,多器官损伤,导致死亡,统属"温热疫病"范畴。其临床表现为发热、咳嗽、疲劳、食欲不振,还可出现腹泻、呕吐等症状,具有肺系病症和胃系病症的临床表现,主要还是属于肺系瘟病。温热疫毒,从口鼻而入,首先犯肺,肺失宣降,肺卫失和而见"温毒犯肺"的证候;若感受湿热疫毒,从口鼻而入,直趋中焦,内困脾胃,从而见"湿毒困脾"的证候;若温毒夹湿伤人,肺胃同病,可见肺失宣降和湿热中阻的合并症,表现为"温毒夹湿、肺胃同病"证候。本病病机演变以三焦传变为多,从上焦肺到中焦脾胃,重者既可逆传心包,也会出现邪入下焦,病及肝肾。从卫气营血辨证,首先是卫气同病,温热疫毒,从口鼻而入,首先犯肺,从而见肺卫不和、肺失宣降的症状。若湿热疫毒,直趋中焦,内困脾胃,出现湿热内蕴证。如疫毒深重,邪热从气传营血,则见气营热盛,甚则出现闭证、喘脱等危证。本病病位:中心在肺胃,变证在心肾。病理特点主要在气分,重则入营血。传变:一般顺传,重证可以出现逆传、内陷。

本病治疗原则是解表清肺、化湿和中,若发展到变证、逆证,随证治疗。基本方:连翘、黄芩、藿香、苏叶、桔梗、蚤休、贯众。热盛加金银花,咳甚加杏仁,湿阻加厚朴,身痛加白芷。在此基础上,可以分三型论治:①温毒(热)犯肺证。高热、恶寒、有汗或无汗、鼻塞、流涕、头痛、咽痛、咳嗽、气急、舌苔微黄薄腻、脉浮数等。治法:解表清肺。方选银翘散、麻杏甘石汤加减。②湿热中阻证。身热不扬、周身酸疼、口干不欲饮、汗出不畅、恶心呕吐、腹痛腹泻、纳呆乏力,舌苔黄腻、脉濡数。治法:化湿和中。可用藿香正气散、三仁汤加减。③温热夹湿证。高热、咳嗽、痰少难咳、胸痛、憋气喘促、汗出热难退、恶心纳呆、腹痛腹泻、口干不欲饮、舌质红苔黄腻、脉濡滑数。治法:清肺解毒,芳化湿浊。常用五味消毒饮、藿朴夏苓汤加减。

周老受清代名医叶天士《临证指南医案》"夫疫为秽浊之气,古人所以饮芳香,采兰草,以袭芬芳之气也,重涤秽也"的启示,提出对"人禽流感"的预防重在芳香宣透、辟秽解毒。并根据具体情况,分两个层次。第一层次是针对大众预防,可选用藿香、苍术、白芷、草果、菖蒲、艾叶、贯众、冰片、蚤休制成香囊,佩戴胸前。方中苍术、白芷具有芳香辟秽解毒之功,为君药;藿香、草果二者均气味芳香,具有宣散之性,透邪外出,辟秽化浊,为臣药;菖蒲、冰片味辛气烈,加强君药芳香涤秽之力,蚤休、贯众性偏苦寒,善解湿热秽浊之毒,为佐药;艾叶其气芳烈,能通十二经,用为使药。诸药共用,气味芳香,避秽化浊,清热解毒,透邪外出,起到很好的预防之功。上述药物也可制成气雾剂,用于公众场所集体预防或居室内空气消毒。第二层次主要是针对密切接触者预防,选用苏叶、荆芥、藿香、野菊花、贯众、大青叶等。苏叶、藿香、荆芥三者合用,祛风、散寒、化湿,兼顾全面,侵犯卫表之邪宣透无遗,且中土得运,化源不绝;野菊花、贯众、大青叶清热解毒,入里之毒邪则清解无余,全方重在轻清宣化,透邪外出。适用于易感人群及与甲型 H1N1 流感病人密切接触者,连服 3 天。

5. "汗、和、清、下"四法联用治疗流行性感冒

感冒轻重有别,轻者为伤风,重者为时行感冒。流感属于时行感冒范畴,病情较重,发病急,全身症状显著,易发生传变,传热入里,继发或合并他病,具有广泛的传染性和流行性。流感多为六淫夹时行之邪伤人,既有当令之气,又有非时之邪,多以风邪为主导,常夹寒、夹热、夹湿、夹暑,且易从火化,故起病急,传变快。常起病即从卫入气,邪在表里之间,卫气同病,表证未罢,里热已炽,传营入里。若肺家素有痰热,复受风邪束表,可出现表寒里热的局面。外邪从表入里过程中,可见半表半里之候,若化热入里可出现肺胃热盛、湿浊内蕴,甚则逆传内陷。

周老认为流感的轻重常变,可以因人、因时、因地而异,在三因制宜的理念下,当以治人为主导,治病、治证、治毒并重,察个体体质类型,强弱盛衰,老幼男妇,四时六淫作用人体后之从化,病势的顺逆常变。既要把握疾病的普遍规律,也要把握特异性,病证结合,从整体水平上提高患者的抗病能力,达到"治毒"的目的,也就是说通过寻求中医药非特异性的广谱抗病毒方药,打破病毒变异、耐药的局限,不单纯只针对病原体,起到既可抗病毒,又能解毒,减轻病毒对脏腑功能和实质性损伤,防止继发的细菌感染,发挥"菌毒合治"特色。

对于流感的辨证,周老以八纲的寒热虚实为基础,卫气营血为指导,结合三焦六经分期分证,并且参照《温疫论》"表里分传"学说,确立的治疗大法是表里双解。具体而言,表证有寒热之分,以解表为第一要务,"其在皮者,汗而发之"(《素问·阴阳应象大论》),通过发汗以解表祛邪。因发汗之药性多为辛温,故即使表热主用辛凉之品,若不加辛温,虽有清解之力,但少辛散发汗之功,也难达到汗出表解的目的,体现周老治疗外感热病寒温并用的特点。在表里传变的过程中,每可出现半表半里、表里不和的过渡证,此时复入和解枢机之剂,可起到表里分消、阻断传里的作用。如《伤寒论》治中风表虚证的桂枝汤,也旨在以调和营卫为目的,说明和法有利于表解里和,把病势控制在卫气同病阶段。若表邪进一步入里,或者里热素盛,气热传营,出现气营热盛则当解表与清里同施。如热传中焦,肺胃热盛,还可通过加强泄降里热之力,采取"寓下于清"之意,使热从下泄。如凉膈散,清上与泻下并行,大黄、芒硝泻火通便,以荡涤中焦燥热内结,泻下是为清泄胸膈郁热而设,所谓"以泻代清",其意在此。总而言之,汗和为主,寓下于清,四法联用,既能够阻断传变,也能先安未受邪之地,多环节祛邪,多疗法增效。此即吴又可"表里分传"及"三消饮"之消内以清里,消外以解表,消不内外以开达募原也。

三、流行性出血热研究对后续研究的影响

参与流行性出血热的救治工作对于当时的周仲瑛教授及其团队

来讲算是一个政治任务,对流行性出血热的研究是其外感热病研究的标志性成果,也是进一步开展其他相关研究的起点。周老常说:"做医学研究,一开始都应该选好一个点,集中全部精力把这个点做好做透,总结其中规律性的东西,然后由点及面,推广开来。"纵观周老 1987—2017 年 40 年间所发表的治疗外感热病的相关文献,有两个集中期。第一个时期是 1987 年到 1996 年十年间,共发表文献 29 条,占到近半数的文献量。这个时期又分为两个阶段,前一个阶段约到 1992 年,基本围绕流行性出血热的研究展开。1988 年发表了 7 篇论文,为历年最高,全部是流行性出血热的相关研究。第二个阶段从 1992 年到 1996 年,是在流行性出血热的研究基础上继续对感染性高热或感染性休克进行相关研究和理论探讨,而感染性高热和感染性休克在流行性出血热的发病过程中也极为常见。其中有两篇是运用清气凉营法对流行性乙型脑炎的临床观察。第二个阶段的研究内容出现了两个方向,第一个方向是对更大范围的应用扩展,即从一个疾病的研究向一类疾病的研究进行拓展应用;第二个方向则是对同类疾病的类比运用,如对流行性乙型脑炎的临床研究。可见这个时期研究的核心疾病是流行性出血热。第二个时期是 2007 年至今,发表相关文献 21 篇。内容较第一个集中期相对宽泛,既有对以往经验和研究的总结,也有对新发疾病的探讨[14]。可见周老正是在流行性出血热这一疾病上进行了深入的研究,找到了其中的规律性东西,然后由点及面推广开来的。这也算是对后学的一个示范。

　　周老讲从 20 世纪 80 年代初搞流行性出血热急性肾功能衰竭时提出瘀热水结证的病机,到后来在重症肝炎治疗中瘀热发黄证的发现,再到出血性病症治疗中瘀热血溢证的命名,高脂血症治疗中络热血瘀证的提出,出血性中风中瘀热阻窍证的确立,经过长期的实践发现,在急性外感热病及某些内伤杂病(尤其是疑难杂症)发展到一定阶段,许多患者同时兼具血热血瘀见证,这里边都存在着一个"瘀热相搏"的病理机制,单纯运用清热凉血法或活血化瘀法治疗,往往疗效欠佳,因而提出了"凉血化瘀"的治疗大法,以治疗多种疾病中瘀热相搏证。在随后的斑疹伤寒、重症肝炎、过敏性紫癜、支气管扩张、系统性红斑狼疮、慢

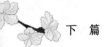

性乙型肝炎、糖尿病、真性红细胞增多症等的治疗上,以这一理论为指导,临床疗效获得显著提高。

参 考 文 献

[1] 李际强,吴晓秋,罗翌 . 外感热病的病因及致病机理探析[J].辽宁中医杂志,2007,34(4):429.

[2] 万有生 . 漫话寒温统一[J].江西中医药,1986(5):49.

[3] 陆懋修 . 世补斋医书[M].北京:中医古籍出版社,2014:79-84.

[4] 南京中医学院 . 诸病源候论校释[M].北京:人民卫生出版社,2009:531.

[5] 喻嘉言 . 尚论篇[M].北京:学苑出版社,2009:36.

[6] 章巨膺 . 统一伤寒温病学说的认识[J].上海中医药杂志,1959(03):4-9.

[7] 张玉才,徐谦德 . 丁甘仁辨治外感病的特点[J]. 安徽中医临床杂志,1998(03):182-183.

[8] 周仲瑛,周学平,顾勤 . 中医内科急症概论(下)[J].南京中医药大学学报(自然科学版),2000(06):329-332.

[9] 周仲瑛,王志英,过伟峰 . 中医内科急症概论(上)[J].南京中医药大学学报(自然科学版),2000(05):263-266.

[10] 周仲瑛 . 流行性出血热治法概要[J].南京中医学院学报,1990(01):7-8.

[11] 周仲瑛 . 肾综合征出血热(疫斑热)治法概要[N].中国中医药报,2003-03-06.

[12] 周仲瑛,金妙文,符为民,等 . 中医药治疗流行性出血热1 127例的临床分析[J].中国医药学报,1988,3(4):11-16.

[13] 周仲瑛,金妙文,符为民,等 . 泻下通瘀法治疗流行性出血热急性肾功能衰竭的临床研究[J].中医杂志,1991(02):27-29.

[14] 郑志攀 . 周仲瑛教授辨治外感热病的学术思想和临床经验研究[D].南京:南京中医药大学,2017.

第四章

病 案 实 录

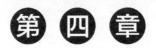

流行性出血热研究原始病历（一）

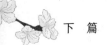

急性肾衰住院病历　　用药，诊卜

编号，

| 姓名 王高固 年龄 39 性别 男 职业 农 住址 高淳 路尤家以核卯队 |

八院日期 82.12.9 八院病日 4 出院日期 82.12.22 住院号 82028

主诉，发烧 腰痛 头尿 少尿二天

现病史

畏寒 发热 头痛 眼眶痛 腰痛 全身痛 关节痛 部位 乏力 面干
咳嗽 心慌 囤痛 口干口渴 恶心(偶发朝发凡) 呃逆 呕吐 食欲减退
饮水 胸满 腹痛(部位、性质) 大便 次/日质 腔道血部位 量
精神症状(神经) 嗜睡 烦燥 谵语 幻觉 抽空 抽搐 昏迷) 发作次数
持续时间 尿量(多 少 如常)

八院前治疗情况，

既往史，肺结核、慢性支气管炎、肾炎、肾炎、膀胱炎、糖尿病、精神病
其他，

体格检查

体温 38.5℃ 脉搏 84 次/分 血压 94/66 血浓度 呼吸 21 次
精神(佳、一般、萎迷) 神志(清 谵迷、戈深) 面部(潮红、潮醉颜、苍白 正常)
眼结膜 水肿(轻 中 重 无) 球结膜充血(有 无) 眼花(四侧等大 左右 右7左5
对光反应(灵敏 迟钝、消失) 质(发红 充冲) 乳房(有 无 口腔黏膜出血点(有 无
咽部出血点(有 无) 软腭充血(有 无) 咽部充血(有 无) 出血点(有 无) 条状充血点
有 无) 瘀斑(有 无) 肾膜充血(有 无) 方型点(有无) 条束状血点(有无) 瘀斑(有无)
肺部 心心率 84 次/分 心律 有 杂音
腹部望 触 肝(+) 叩 肺
背部 腰痛(有 无) 叩痛(轻 重 无) 回肠 水肿(有、无) 出血点(有 无)
虑球 部位 大小 神经系统 病理反射
尿 32 舌苔 厚薄 脉象
七验. 1 血常规 WBC. 18000/mm³ N. 47 % E. % L. 47 % 异淋 %
M. /RBC. / Hb. 12.5 克%
血小板 万/ 出血时间 凝血时间
2 尿常规. 蛋白 卅 红细胞 + 白细胞 + 管型 膜状物
3 血生化. CO₂结合力 肾积 血尿素氮 氯% 钾 钠 氮
临床诊断. 西医 流行性出血热 发热期 发中期 少尿
并发症

转归，痊愈 ✓ 死亡

82年12月18日 医师签名

流行性出血热研究原始病历（二）

67058

浮下通原合剂治疗急性肾衰的住院病历

姓名	性别	职业	籍贯	住址

入院日期 84-11-3 入院病日 3 出院日期 11-11 住院号 5681

主诉

现病史：

入院前治疗情况

既往史

其它

体 格 检 查

体温 脉搏 次/分 呼吸 次/分 血压 110/70 mmHg

住检：血常规：白细胞 4800/mm³ 中性 67% 酸粒 1% 淋巴 3%

带淋巴细胞 1% 单核 1% 红细胞 /mm³ 血红蛋白 克%

血小板 9.8 万/mm³ 出血时间 凝血时间

2尿常规：蛋白 ++ 红细胞 白细胞 管型 — 膜状物

3血生化：CO₂-Cp 肌酐 尿素氮 钾 钠 氯

临床诊断：

并发症

医师签名 84年 11月 8日

流行性出血热研究原始病历（三）

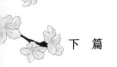

泻下通瘀合剂观察表

流行性出血热研究原始病历（四）

一、流行性出血热病案选

1. 曹某,女,56 岁,农民

以"头痛发热腰痛 4 天"为主诉,1983 年 12 月 9 日入院,初诊。入院时恶寒轻,发热重,少汗,头痛,腰痛,纳差,恶心欲吐,大便 2 日未解。查体:体温 40℃,脉搏 115 次 /min,呼吸 26 次 /min,急性面容,面红目赤,口腔上腭见针尖样网状出血点,腋下皮肤见针尖样出血点,腰部叩击痛阳性。实验室检查:白细胞计数 10.54×10^9/L,中性粒细胞百分比 80%,淋巴细胞百分比 12%,异型淋巴细胞百分比 8%,尿蛋白(+++),并有管型。诊断为流行性出血热发热期,中医辨证为瘟疫(卫气同病),治以辛凉透卫、清气解毒、凉血化瘀法。方药如下:

金银花 10g,连翘 10g,薄荷 3g(后下),生石膏 30g(先煎),生知母 10g,生地黄 10g,丹皮 10g,赤芍 10g,丹参 10g,板蓝根 15g,大黄 5g。上药每日 2 剂,连服 2 天。药后 5 小时体温降至 39.8℃,9 小时体温降至 39.2℃,药后 12 小时解大便 1 次,自觉症状缓解。

二诊(1983 年 12 月 11 日):体温 37.8℃,稍有头痛,腰痛。胃纳一般。上腭黏膜及腋下皮肤出血点增多。白细胞计数 9.6×10^9/L,中性粒细胞百分比 78%,淋巴细胞百分比 22%,异型淋巴细胞百分比 2%。尿常规:尿蛋白(+)。治以清气泄热、凉营化瘀。方药如下:

大青叶 15g,金银花 12g,野菊花 15g,知母 10g,生地黄 10g,丹皮 10g,赤芍 10g,大黄 5g。

一日 2 剂煎服,连服 3 剂。寒热顿挫,头痛腰痛得除。第 12 病日查血常规:白细胞计数 7.3×10^9/L,中性粒细胞百分比 72%,淋巴细胞百分比 28%,异型淋巴细胞百分比(-);尿检无异常。患者越过低血压休克期、少尿期,进入多尿期,因其舌红、苔黄、尿多,以滋肾清利法善后,20 病日痊愈出院。

按:本例为疫斑热发热期患者,虽以卫气同病为主,但已波及营分,故症见口腔上腭及腋下皮肤有出血点、面目红赤等候,治疗不仅辛凉透表,清气解毒,并参以清营凉血化瘀之品,透热转气,佐以通腑泄热,取

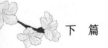

得表里双解之效。

2. 严某,男,26 岁,农民

1981 年 11 月 20 日入院,初诊。3 天前突然畏寒、发热、头痛、腰痛,体温持续在 39.5℃以上,伴恶心、呕吐,不能进食,乏力,口渴,口苦,心烦不寐,胸闷,大便 3 日未解,小便量偏少。诊断为流行性出血热发热期收治入院。查体:体温 39.7℃,呼吸 24 次 /min,血压 90/60mmHg,神志清楚,精神萎靡,烦躁,面色潮红,球结膜充血,轻度水肿,颈胸部充血,口腔黏膜及背腋部见散在性出血点,心率 120 次 /min,律齐,各心瓣膜区未闻及杂音,两肺呼吸音清晰,腹部略隆起,满腹轻度压痛,无移动性浊音,肝脾肋下未及,两侧肾区叩击痛(++),神经系统检查阴性,肢末不温,舌质红绛,苔薄黄,脉细数。血常规:红细胞计数 4.06×10^{12}/L,血红蛋白 154g/L,白细胞计数 19.2×10^{9}/L,中性粒细胞百分比 61%,淋巴细胞百分比 39%(异型淋巴细胞百分比 10%),血小板计数 50×10^{9}/L。尿常规:蛋白(++),红细胞计数 0~11/HP,白细胞计数 2~3/HP,管型 1~3/HP。血尿素氮 8.2mmol/L。从瘟疫重症、气营两燔治疗。方药:

清气凉营注射液(大青叶、金银花、大黄、知母、淡竹叶)40ml 加入 10% 葡萄糖注射液 250ml 静滴。入院后 2 小时血压降至 0/0mmHg,烦躁不安,不能入睡,肢末凉,指压试验 5 分钟,发热、低血压休克两期重叠并见。立即静推低分子右旋糖酐 200ml,低分子右旋糖酐 300ml 快速静滴,5% 碳酸氢钠 250ml 快速静滴。抢救 40 分钟后血压仍未上升,证属邪毒内陷、热深厥深夹瘀之候,遂用升压灵(陈皮)10ml 加入 10% 葡萄糖注射液 20ml 静推,10 分钟后血压上升至 60/40mmHg,继取升压灵 20ml 加入 10% 葡萄糖注射液 250ml 中静滴。3 小时后,血压上升至 90/40mmHg,再用升压灵 15ml 加入 10% 葡萄糖注射液 250ml 静滴。5 小时后,血压恢复正常,稳定在 120/70mmHg 左右。7 小时后停用升压灵,血压未再下降,药后 4 小时体温开始下降。

二诊(1981 年 11 月 22 日):体温 1 天半降至正常,继用清气凉营注射液静滴。

3 天后自觉症状、体征逐渐消失,各项化验检查恢复正常,越过少尿期及多尿期,直接进入恢复期。12月6日治愈出院。

按:本案为疫斑热发热期。瘟疫重症,表现气营两燔,热毒炽盛,内陷心营,热深厥深夹瘀之候,故取清气凉营、凉血化瘀解毒之品与理气通脉、宣郁开闭之剂并用,气行则血行,脉道通利,血压复升,身热下降,越期而愈。

3. 蒋某,男,35岁,农民

1981年12月27日入院,初诊。5天前突然畏寒,继则发热,不恶寒,频繁恶心呕吐,面颈潮红,目赤且有出血斑,口渴唇裂,口秽喷人,上腭、胸、腋密集红疹,呈条索状,头痛目痛,腰痛拒叩,唇紫,舌苔黄,舌质红绛,脉小数。入院时体温36.7℃,血压0/0mmHg。诊断为流行性出血热低血压期。经扩容纠酸,血压升至130/80mmHg,但皮肤红疹进行性增多,臀部出现瘀斑,烦躁谵语,扬手掷足。血常规示:白细胞计数$2.18 \times 10^9/L$,血小板计数$8.4 \times 10^9/L$;凝血功能:凝血酶时间大于正常对照61秒,部分凝血活酶时间大于正常对照78秒,纤维蛋白原144mg/dl;血尿素氮49mg/dl。尿检:蛋白(++)。此乃热毒犯营,势将动血,瘀热蕴结,内闭心包,病情重笃,亟先清心凉营,开闭防脱,牛黄清心丸1粒化服,1日2次。

二诊(1981年12月28日):神志仍然欠清,时有谵语,眼结膜见出血瘀斑,尿少,舌面芒刺,舌苔焦黄、舌质深绛。治拟凉血化瘀、养阴解毒、清心开窍。方药如下:鲜生地60g,玄参10g,丹皮10g,赤芍10g,水牛角30g(先煎),石斛15g,麦冬10g,连翘10g,生大黄15g,龙胆草3g。另用牛黄清心丸1粒,1日3次。

三诊(1981年12月30日):连投前法两日,神志转清,尿量较多,皮肤潮红仍然明显,红疹甚多,舌质光绛,守前法续清其邪。方药:生地15g,玄参15g,水牛角30g(先煎),丹皮10g,紫草10g,赤芍15g,生大黄10g,茅芦根各30g。

四诊(1981年12月31日):逾日进入多尿期,皮疹减少,他症亦轻,再予凉血化瘀、养阴解毒。

经6日进入恢复期,各项检验恢复正常,症状消失。1982年1月10日痊愈出院。

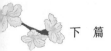

按:本例热毒入营,势将动血,营血热盛,内闭心包,瘀热搏结之象明显,故治予凉血化瘀,以犀角地黄汤为基础。因热郁阴伤,伍以增液汤,养阴生津。毒瘀营血,加连翘、大黄、龙胆草、紫草泻火解毒。热陷心包,故配用牛黄清心丸清心开窍,药证合拍,从而避免了由闭转脱的危候。

4. 陈某,男,52 岁,干部

1982 年 12 月 23 日入院,初诊。5 天前形寒发热,全身酸痛,继之身热加剧,体温高达 40℃,头痛,身疼,恶心呕吐,呃逆。在乡医院拟诊为流行性出血热,采用西药补液、纠酸、抗感染、激素等治疗。一天来热退神萎,腰痛明显,尿少,每日 400ml 左右,小便短赤,口干口苦,渴而多饮,大便 5 日未行,舌苔焦黄、舌质红绛,脉细滑。因病情加重,转来住院治疗。查体:体温 36.9℃,脉搏 80 次 /min,呼吸 22 次 /min,血压 134/96mmHg,呈急性病容,神萎倦怠,颜面潮红,双睑轻度水肿,球结膜下出血,胸、背、两侧腋下有散在出血点,两肺未闻及干湿啰音,心律齐,80 次 /min,心音稍低钝,无病理性杂音,腹软无压痛,肝脾(-),两肾区有叩击痛,神经系统(-)。血检:白细胞计数 5.8×10^9/L,中性粒细胞百分比 49%,淋巴细胞百分比 14%,异型淋巴细胞百分比 36%,血小板计数 21×10^9/L,血红蛋白 13.5g/dl,尿素氮 40mmol/L。尿检:色黄,蛋白(+++),脓细胞少,红细胞少。舌质红绛,苔薄黄,脉细数。临床诊断:流行性出血热少尿期,证属瘀热水结证,治宜泻下通瘀、养阴利水。方药:生大黄 30g(后下),芒硝 24g(分冲),桃仁 12g,怀牛膝 12g,鲜生地 60g,大麦冬 20g,猪苓 30g,泽泻 12g,白茅根 30g,配合西药支持疗法。

二诊(1982 年 12 月 25 日):药后大便日行六七次,小便随之增多,呃逆亦除。原方去芒硝,加车前子 15g(包)。继服 4 日,小便日行 5 600ml,渴喜冷饮,寐差多言,烦扰不宁,舌红,少苔,脉细数。血压 150/90mmHg。血检:白细胞计数 6.9×10^9/L,中性粒细胞百分比 62%,淋巴细胞百分比 38%,血小板计数 66×10^9/L,尿素氮 23.2mmol/L。

三诊(1982 年 12 月 29 日):证属热毒劫阴,心肾两伤,治予滋肾清心、养阴清热。方药如下:北沙参、石斛各 15g,生地 30g,玉竹、怀山药、山萸肉各 12g,丹皮、知母各 10g,龙骨 30g(先煎),覆盆子 15g,莲子心

3g,白茅根 30g。

四诊(1983 年 1 月 3 日):服上药 4 天后烦渴已解,神情安宁,尿量递减至每日 2 206ml,尿检(−)。血检:白细胞计数 6.2×10⁹/L,淋巴细胞百分比 40%,中性粒细胞百分比 60%,尿素氮 10mmol/L。转予滋阴固肾善后。于 1983 年 1 月 6 日出院。

按:本例系感受温疫热毒所致,就诊时病已第 5 天,高热已退,而尿量减少,进入少尿期。此时热毒传变入里,内及营血,毒壅血凝,瘀热互结,阳明腑实,壅塞下焦,肾和膀胱气化失司,而致血瘀水停,下焦蓄血与蓄水并存;且热毒伤阴,瘀阻气不化津,阴津亏损。故治用重剂桃仁承气汤合猪苓汤加减,重在泻下通瘀,合以养阴利水,以达到泻下热毒、攻逐腑实、凉血祛瘀、通利小便、滋阴生津、疏通下焦瘀热壅结之病理状态,恢复气化功能的目的。药后二便通利,病情随之减轻,继则转以滋养心肾、养阴清热法,复其阴津,以竟全功。

5. 张某,女,40 岁,农民

1982 年 11 月 27 日入院,初诊。4 天前突起恶寒、发热,当晚寒罢,高热持续,头痛、眼眶痛、腰痛,烦渴,不思纳谷,大便干燥,小溲黄赤。诊断为流行性出血热发热期收入住院。查体:体温 39℃,软腭、腋下有出血点,酒醉貌,“V”字胸,球结膜充血水肿,两肾区有重度叩击痛。尿检蛋白(+++)。血检:白细胞计数 1.7×10⁹/L,中性粒细胞百分比 85%,淋巴细胞百分比 15%(其中异型淋巴细胞百分比 6%),血小板计数 68×10⁹/L,尿素氮 12.32mmol/L。经用免疫抑制剂、能量合剂,纠正酸中毒及水、电解质紊乱等,体温有所下降(波动在 37.5~38℃)。但斑疹显露,密集成片,舌质红绛,苔黄中剥,脉细数。病未静止,乃转中医治疗。初从营血热盛治疗。方药:投犀角地黄汤(以广角粉冲服代替犀角)、清营汤加减未效。斑色加深呈紫赤色。

二诊(1982 年 11 月 30 日):病至第 7 天,口干不欲饮,舌绛无津,心烦不寐,腹部胀痛,大便秘结,小溲赤少,发热、少尿两期重叠。此乃病入营血,阳明瘀热里结,转方凉血活血、化瘀护阴,更加硝黄通腑,逐血分郁结之瘀热,方药如下:生大黄 30g(后下),芒硝 15g(分冲),枳实 10g,桃仁 10g,丹皮 10g,鲜生地 60g,麦冬 30g,怀牛膝 10g,白茅根 30g。

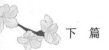
药后大便得解,色黑如羊屎,后为稀便,日行 3 次,腹胀痛消失。

三诊(1982 年 12 月 1 日):斑色转淡,原方去枳、硝,大黄改为 10g,并加玄参、竹叶各 15g,续服。

斑疹渐退,小便增多,胃纳大增,舌质不复红绛,热退脉静。复查尿素氮 3.78mmol/L,尿蛋白阴性,血小板计数 90×10⁹/L,白细胞计数 3.6×10⁹/L,中性粒细胞百分比 74%,淋巴细胞百分比 26%。继以竹叶石膏汤加减调治获愈,于 1982 年 12 月 9 日出院。

按:本例乃属气营两燔,热入营血的极期,先投犀角地黄汤、清营汤加减,尚难控制病势,不仅斑色深紫,热毒炽盛,且见瘀热里结,阳明腑实,转方凉血活血、化瘀护阴,配用硝、黄通腑,仿《温疫论》桃仁承气汤加味,便通热泄,取得逆转。

6. 杨某,女,56 岁,农民

1985 年 12 月 31 日入院,初诊。5 天前突然畏寒发热,体温高达 39.5℃,头痛、眼眶痛、腰痛、周身酸痛。病情日益加重,身热不解,腰痛明显,咳痰带血,大便秘结,两日不行,尿少(每日 450ml)。查体:体温 37.6℃(腋下),脉搏 88 次/min,呼吸 20 次/min,血压 130/90mmHg。精神萎靡,面色潮红,咽部充血,上腭见散在性出血点,胸部、两侧腋背隐布出血性疹点。心率 88 次/min,律齐,未闻及杂音,两肺(-),腹满无压痛,肝脾(-),两肾区叩击痛(++),神经系统检查(-),舌红绛,苔薄黄,脉细弦滑。血检:血红蛋白 160g/L,红细胞计数 2.08×10¹²/L,白细胞计数 6.12×10⁹/L,中性粒细胞百分比 65%,淋巴细胞百分比 34%,异型淋巴细胞百分比 1%,血小板计数 48×10⁹/L,尿素氮 13.57mmol/L。尿常规:黄微混,蛋白(++++),红细胞(+++),脓细胞少许。诊断为流行性出血热少尿期,证属疫毒内犯营血,瘀热里结,津伤水停,防其变生痉厥,治予清营凉血、解毒通腑、滋阴利水。仿犀角地黄汤加减。方药如下:鲜生地 60g,玄参 20g,丹皮 12g,赤芍 12g,丹参 15g,紫草 12g,半边莲 30g,蚤休 15g,大黄 30g(后下),玄明粉 15g(冲),通草 6g,白茅根 50g,车前草 30g,每日 1 剂。另:广角粉、羚羊角粉各 2g,分 2 次调服。

二诊(1986 年 1 月 2 日):突然神昏不清,抽风,咯血、尿血,尿量日 250ml,此乃瘟毒内闭,邪犯心肝,瘀热动血,病情险笃。治守原方,另加

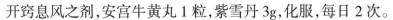

开窍息风之剂,安宫牛黄丸 1 粒,紫雪丹 3g,化服,每日 2 次。

三诊(1986 年 1 月 3 日):夜 9 时许苏醒,但躁烦不寐,大便泻下稀溏约 100g,小便黄褐,日 350ml,舌光燥,多裂纹,脉细滑。原方加麦冬 20g,猪苓 15g,滑石 15g,去玄明粉、通草继进。

四诊(1986 年 1 月 4 日):尿量增至日 1 050ml,色黄,大便稀溏,口渴欲饮,夜寐稍有躁动,上方再投。

五诊(1986 年 1 月 5 日):翌日小便 24 小时排出 2 710ml,病势已向多尿期移行。渴饮,夜不能寐,腹胀,只能少量进食,苔中根部黑燥,舌红少津,脉细弦滑。血压 160/80mmHg。证属热毒瘀蕴、营阴耗伤,转予滋阴生津、凉血解毒。方药如下:炙鳖甲 30g(先煎),生地 50g,玄参 30g,麦冬 30g,北沙参 15g,大白芍 15g,丹皮 10g,丹参 15g,紫草 15g,牡蛎 30g,广郁金 10g,莲子心 3g,芦根 30g。

六诊(1986 年 1 月 8 日):连服 3 天后尿量减至日行 1 500ml 左右,尚有腹胀、泛恶、嗳气纳差,口苦,舌苔根部焦黄、浊腻,质黯红,脉细弦。证属脾虚湿蕴、胃气不和。方药如下:太子参 15g,焦白术、茯苓、川石斛各 10g,黄连 3g,法半夏、陈皮、竹茹各 6g,茅根、芦根各 30g。

连服 6 天,症状消失后停药,复查血、尿常规及肾功能均正常,于 1986 年 1 月 17 日出院。

按:本例证属疫毒内犯营血,瘀热里结,津伤水停,治以清营活血、解毒通腑利水,清泻并施。二诊证见惊厥,乃温毒内陷,邪犯心肝,瘀热动血,故再加开窍息风之品,安宫牛黄丸、紫雪丹,神志转清,便通尿畅,继以养阴生津、凉血解毒、健脾化湿等方药,调治善后。药随证转,使病情得以控制,越过多尿期,直接进入恢复期,痊愈出院。

7. 李某,女,30 岁,工人

以"发热头痛 5 天"为主诉来诊,1992 年 12 月 6 日初诊。因受凉后,畏寒发热,头痛,腰痛,全身不适,次日畏寒减轻,高热至 39.2℃,全身疲劳乏力,头痛,腰痛,全身痛,胃纳差,恶心呕吐,腹胀等,在当地医院治疗无效,转来本院诊治。刻诊:头痛,腰痛,全身痛加剧,纳差,恶心呕吐,腹胀,腹痛,大便 3 天未解,小便赤涩量少,24 小时 50ml,体温 38.7℃,呼吸 22 次/min,脉搏 90 次/min,血压 80/70mmHg,精神萎靡,

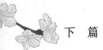

神志清楚,两眼球结膜充血、水肿,面部潮红,颈部及上胸部充血,口腔上腭黏膜有网状出血点,两侧腋背部见针尖样、条索状出血点及紫斑,心率90次/min,律齐,两肺(−),腹软,压痛(+),两侧肾区叩击痛(++),触痛(+),舌质红绛,苔黄燥,脉细数。血常规:血红蛋白146g/L,红细胞计数4.5×10^{12}/L,白细胞计数5.3×10^{9}/L,中性粒细胞百分比68%,淋巴细胞百分比29%,异型淋巴细胞百分比3%;尿常规:尿蛋白(+++),红细胞(++),尿素氮30mg/dl。西医诊断:流行性出血热发热期、少尿期重叠。中医诊断:疫斑热,证属营血同病、瘀热水结证。治宜清营泄热,泻下通瘀。方药如下:大青叶30g,连翘10g,金银花15g,淡竹叶15g,赤芍10g,丹皮10g,生大黄15g(后下),芒硝10g(分冲),炒枳实15g,桃仁10g,生地15g,麦冬10g,白茅根15g。药后12小时体温降至38℃,嗜睡,烦躁,小便24小时50ml,肉眼血尿,有血性尿膜。

二诊(1992年12月8日):仍有血尿、量少,大便3日未解,嗜睡,烦躁加重,鼻衄2次,第1次出血量约10ml,第2次出血不止,请五官科会诊,鼻腔局部压迫止血,体温37.6℃。证属阳明腑实,瘀热水结下焦,血热妄行。治宜凉血通瘀、护阴开窍。方药如下:生大黄30g(后下),芒硝15g(分冲),炒枳实15g,桃仁10g,丹皮10g,生地30g,麦冬10g,水牛角片60g(先煎),土大黄10g,白茅根20g,黑山栀10g,煅人中白10g,石韦10g,紫草10g。另服安宫牛黄丸,1日1粒,水化服用。药后6小时小便300ml,药后10小时大便1次,约200g,先干后溏薄,小便750ml。14小时又解大便1次,约150g,溏薄,小便400ml。

三诊(1992年12月9日):昨日24小时大便2次,小便3次,24小时尿量1 450ml,恶心呕吐消失,体温37.2℃,患者安静,疲劳乏力,口干,舌质红、隐紫,苔黄燥,脉细滑,鼻衄止,尿有少量血性尿膜。此乃瘀热水结,津液耗伤,治宜凉血通瘀、养阴生津。方药如下:生大黄15g(后下),芒硝10g(分冲),炒枳实15g,桃仁10g,水牛角片30g(先煎),土大黄10g,丹皮10g,煅人中白10g,石韦10g,紫草10g,生地30g,麦冬10g,玄参10g,连服3剂。

四诊(1992年12月11日):24小时尿量1 650ml,大便日行3次,尿血止,腰膝酸软,头晕,疲劳乏力,口干,两侧肾区叩击痛(+),触痛

(+),舌燥,质红少苔,脉细滑。复查尿常规:正常。血常规:血红蛋白140g/L,红细胞计数 4×10^{12}/L,白细胞计数 5×10^9/L,中性粒细胞百分比62%,淋巴细胞百分比38%,尿素氮8mg/dl。证属肾阴亏虚,治宜滋阴补肾、调理善后。方药如下:生地10g,熟地10g,茯苓10g,丹皮10g,山萸肉10g,泽泻12g,首乌10g,枸杞子10g,怀牛膝10g,川石斛10g,炙女贞子10g,旱莲草15g。

连服4剂,诸症消失,于1992年12月16日治愈出院。

按:本例以发热期、少尿期两期重叠入院,既是营血同病的重证,又见热入下焦,瘀热水结,故治以清营泄热与泻下通瘀并施之方药。因瘀热里结阳明,热毒内陷心营,而复合通腑泄热、凉血止血、清心开窍等法,取得热降、便通、尿多、血止、神安的效果,继以滋肾养阴生津之剂调治善后。

8. 徐某,男,60岁,农民

以"发热头痛、腰痛6天,尿少4天"为主诉来诊,1989年12月27日入院,初诊。6天前突起畏寒发热,头痛,腰痛,全身痛,频发恶心、呕吐,食欲减退。刻下:身热不尽,口渴心烦,小腹胀满隐痛,大便2日未解,尿量明显减少,有血性尿膜,24小时尿量80~100ml。查体:体温37.5℃,脉搏110次/min,呼吸26次/min,血压120/80mmHg,精神萎靡,神志清楚,目红,面部潮红,唇发绀,口腔黏膜有出血点,心率86次/min,律齐,两肺(-),腹部平,无压痛,两侧肾区有触痛,叩击痛(+++),舌质红绛,苔黄燥、焦黑、卷缩,脉细数。化验:白细胞计数 17.2×10^9/L,中性粒细胞百分比71%,淋巴细胞百分比13%,异型淋巴细胞百分比16%,血红蛋白13.5g/dl,血小板计数 30×10^9/L,血尿素氮90mg/dl,血肌酐14mg/dl。西医诊断:流行性出血热少尿期。中医诊断:疫斑热,证属瘀热水结、热郁津伤证。治予泻下逐瘀、清热滋阴利水法。方选桃仁承气汤、增液汤加减。方药如下:生大黄30g(后下),芒硝10g,炒枳实15g,桃仁10g,丹皮10g,生地10g,麦冬10g,猪苓15g,茯苓15g,知母10g,白茅根15g,玄参10g,赤芍10g,车前子15g(包),甘草梢6g,泽泻15g。2剂。

二诊(1989年12月29日):药后当晚大便1次,小便2次,每次约

100ml,昨日大便3次,小便总量为800ml,身热已退,小腹胀、腹痛、呃逆消失,唯有纳谷不香,口渴心烦,精神萎靡,目红,面部、颈胸部潮红,口腔黏膜及腋下部有出血点,两侧肾区触痛(+),叩击痛(++),舌质红绛,苔黄燥干无津。化验:白细胞计数12×10^9/L,中性粒细胞百分比74%,淋巴细胞百分比23%,异型淋巴细胞百分比3%,血红蛋白14g/dl,血小板计数60×10^9/L,血尿素氮70mg/dl,血肌酐7mg/dl。治以泻下通瘀、滋阴利水法。方药如下:生大黄20g(后下),芒硝10g,炒枳实15g,桃仁10g,丹皮10g,生地15g,麦冬10g,猪苓15g,阿胶10g(烊化),茯苓15g,白茅根15g,芦根15g,玄参10g,赤芍10g,车前子15g(包),川石斛10g,泽泻15g。2剂。

三诊(1989年12月31日):昨日24小时尿量1 100ml,血性尿膜消失,大便3次。刻下:疲劳乏力,口渴,纳差,舌质红绛,苔黄燥少津,脉细数。治以滋阴生津利水法,猪苓汤加减。方药如下:猪苓15g,阿胶10g(烊化),生地10g,麦冬10g,玄参10g,茯苓15g,白茅根15g,泽泻15g,丹皮10g,赤芍10g,芦根15g,六一散10g(包),川石斛10g,玉竹10g,天花粉15g,北沙参10g。3剂。

四诊(1990年1月3日):昨日24小时尿量1 600ml,大便日行1次。刻下:疲劳乏力,口渴,腰痛,腰酸,目干涩,胃纳略增,舌质红,苔薄黄,脉细数。复查血常规、尿常规、肾功能均恢复正常。病已越过多尿期进入恢复期。肝肾阴虚,拟以滋养调补。方药如下:生地10g,熟地10g,山萸肉10g,茯苓15g,丹皮10g,制首乌10g,枸杞子10g,川石斛10g,炙女贞子10g,旱莲草15g,怀牛膝10g,泽泻15g,赤芍10g,炒六曲10g。5剂。

患者于1990年1月16日治愈出院。

按:热毒由气入营,热与血搏,血热血瘀,瘀热里结阳明,血蓄下焦,血瘀水停,则肾关不利。同时温邪最易伤阴,肠腑津伤,无水行舟,故大便秘结不行。热入下焦,肾阴耗伤,化源枯竭,故尿少或闭。因此,治以泻下通瘀、滋阴利水合法。通过泻下使热从里泄,因邪热从腑下泻,下焦壅结的瘀热得到疏通,则肾的气化功能也可相应改善。而滋阴不但可以"增水行舟",而且可助肾化水,通利小便,达到存阴保津的目的。

泻下通瘀法与滋阴生津法的配合,更有增液通腑、通瘀散结、滋阴利水等多种综合作用。故能使病情转危为安。

9. 袁某,男,30 岁

1993 年 11 月 16 日入院,初诊。1993 年 11 月 12 日突起畏寒发热 2 天,随之高热,头痛,眼眶痛,腰痛,全身痛,伴恶心、呕吐,纳谷不香,口渴,便秘,大便 2 天未解,来院就诊。查体:体温 39.7℃,脉搏 100 次 /min,呼吸 22 次 /min,血压 50/30mmHg,精神萎靡,神志淡漠,目赤,面部及颈胸部潮红,上腭黏膜有网状出血点,腋下及背部见散在性出血点,心率 100 次 /min,律齐,未闻及杂音,两肺(-),腹软,有轻度压痛,双侧肾区触痛(+),叩击痛(++),下肢无出血点,舌质红绛,苔黄,脉细数。血常规:白细胞计数 5.6×10^9/L,中性粒细胞百分比 68%,淋巴细胞百分比 22%,异型淋巴细胞百分比 10%,红细胞计数 5.6×10^{12}/L,血红蛋白 150g/L,血小板计数 4.9×10^9/L,血尿素氮 35mg/dl,血肌酐 6mg/dl。尿常规:蛋白(+++),红细胞(++),管型 3/HP,血性尿膜。西医诊断:流行性出血热发热、低血压期。中医诊断:疫斑热,证属气营两燔、热毒内陷证。拟从清气凉营、行气宣郁法,方选清瘟败毒饮、四逆散加减。血压仍下降,为 30/20mmHg,随后应用抗厥注射液(由枳实、山萸肉、丹参组成)60ml 加入 5% 葡萄糖氯化钠注射液 500ml 中,快速静滴,药后 30 分钟血压上升至 60/40mmHg。继续静滴改为每分钟 50 滴,加服清瘟口服液(由大青叶、生石膏、金银花、野菊花、大黄、知母、赤芍等组成),1 次 10ml,1 日 4 次,口服药 1 小时后血压上升至 80/60mmHg,体温 39.2℃,药后 2 小时血压 90/60mmHg,体温 38.9℃,大便 1 次。服药后 4 小时血压 100/60mmHg,体温 38.8℃,大便 1 次,继用抗厥注射液 60ml 加入 5% 葡萄糖氯化钠注射液 500ml 中,缓慢静滴,药后 8 小时解大便 1 次,体温 38.2℃,血压 110/70mmHg,随后停用抗厥注射液。

二诊(1993 年 11 月 17 日):患者头痛、眼眶痛、腰痛、全身痛减轻,纳谷不香,略有恶心,不吐,体温 38℃,血压 110/70mmHg,目赤,面部、颈胸部潮红,黏膜皮肤仍有出血点,肾区触痛(+),叩击痛(+),舌质红绛,苔薄黄,脉细数。继服清瘟口服液,1 次 10ml,1 日 4 次,共 2 日。

三诊(1993 年 11 月 19 日,第 8 病日):患者头痛、目眶痛消失,轻度腰痛,纳谷不香,大便日 2 次,24 小时尿量 1 450ml,体温 36.8℃,血压 115/76mmHg,面部、颈胸部轻度潮红,黏膜、皮肤有少量出血点,肾区叩击痛(+),舌质红,苔薄黄,脉细数。血常规:白细胞计数 5.4×10⁹/L,中性粒细胞百分比 70%,淋巴细胞百分比 30%,异型淋巴细胞百分比 10%,红细胞计数 4.4×10¹²/L,血红蛋白 146g/L,血小板计数 10×10⁹/L,血尿素氮 20mg/dl,血肌酐 7mg/dl。尿常规:蛋白(+)。继服清瘟口服液,1 次 10ml,1 日 4 次,共 2 天。

四诊(1993 年 11 月 21 日,第 10 病日):腰膝酸软无力,头晕口干,舌质红,苔薄黄,脉细,24 小时尿量 1 600ml,大便日行 2 次,复查血常规、尿常规、肾功能均正常,越过少尿期、多尿期进入恢复期。治予补肾养阴,方选六味地黄丸加减。方药如下:生地 10g,熟地 10g,山萸肉 10g,茯苓 15g,丹参 15g,赤芍 10g,制首乌 10g,炙女贞子 10g,怀牛膝 10g,旱莲草 15g。5 剂。患者于 1993 年 11 月 26 日治愈出院。

按:本案为气分热毒炽盛,传入营分,症见气营两燔之候。燥热内结肠腑,而致伤津耗液。热毒内陷,热深厥深,阳气内郁,不能外达,气滞血瘀。故投清气泄热、凉营解毒与行气活血、扶正固脱之剂并用。清瘟口服液可使邪从下泄,热随利减,具有以下为清的作用,加之其解毒作用,控制了病毒血症,毒解则热自退。并取抗厥注射液行气活血、通利脉络,以助血压的回升,复合扶正固脱之品,保护细胞结构和功能,更能起到稳定血压的作用,有利于疾病恢复,故越过少尿期、多尿期,缩短了病程。

10. 张某,女,19 岁,学生

以"畏寒、发热 2 天"为主诉来诊,于 1992 年 11 月 18 日初诊。患者 2 天前突然畏寒,发热,伴头痛,腰痛,次日畏寒消失,高热不退,今晨体温 39.9℃而来院就诊。刻下:高热,微汗,口渴欲饮,恶心呕吐,大便秘结(2 日未解),头痛,眼眶痛,腰痛,全身痛,小便短赤。查体:体温 40.3℃,脉搏 102 次/min,呼吸 22 次/min,血压 110/70mmHg,精神萎靡,神志清楚,面红目赤,颈胸潮红,皮肤黏膜隐有少量出血点,心率 102 次/min,心律齐,两肺(−),腹部平软,肝脾肋下未及,两侧肾区触痛(+),叩击痛(++)。舌质红,苔黄燥,脉小数。化验检查:白细胞计数

8.6×10^9/L，中性粒细胞百分比 71%，淋巴细胞百分比 20%，异型淋巴细胞百分比 9%，血红蛋白 130g/L，红细胞计数 3.8×10^{12}/L，血小板计数 46×10^9/L，血尿素氮 85mg/dl，血肌酐 14mg/dl。尿常规：蛋白（++++）。西医诊断：流行性出血热发热期；中医诊断：疫斑热（气分证）。治予清气解毒、通腑泄热、凉血活血。方选白虎承气汤加减。药用清瘟口服液，由金银花、大青叶、生石膏（先煎）、知母、大黄、赤芍、白茅根、鸭跖草等组成，1 次 10ml，1 日 4 次口服。药后 1 小时 45 分钟，大便 1 次，体温降至 40.1℃，药后 3 小时 50 分钟，大便 1 次，体温降至 39.9℃，药后 6 小时大便 1 次，体温降至 39℃。

二诊（1992 年 11 月 19 日）：患者头痛、眼眶痛、全身痛、腰痛减轻，口渴，纳谷不香，疲劳乏力。体温 39.2℃，精神萎靡，面红目赤，颈胸潮红，皮肤黏膜有少量出血点，昨日 24 小时尿量 1 800ml，大便 3 次。舌质红，苔黄燥，脉小数。继予清瘟口服液，1 次 10ml，1 日 4 次，口服，连用 2 日。

三诊（1992 年 11 月 21 日）：体温 37.5℃，稍有头痛、腰痛，食欲略增，疲劳乏力，精神萎靡，面红目赤，皮肤黏膜少量出血点，肾区叩击痛（+）。昨日大便 2 次，24 小时尿量 2 000ml。复查血常规：白细胞计数 7.2×10^9/L，中性粒细胞百分比 72%，淋巴细胞百分比 28%，红细胞计数 3.8×10^{12}/L，血红蛋白 138g/dl，血小板计数 68×10^9/L，血尿素氮 18mg/dl，血肌酐 2mg/dl。尿常规：蛋白（++）。药用清瘟口服液 1 次 10ml，1 日 3 次口服，连用 2 日。

四诊（1992 年 11 月 23 日）：昨日 24 小时尿量 2 300ml，大便 2 次，体温降至正常。刻下：腰膝酸软、无力，头昏目糊，干涩，口干，体温 36.8℃，复查血常规、尿常规、肾功能均恢复正常。证属肝肾阴虚，治予调补肝肾，方选六味地黄丸加减。方药：生地 10g，熟地 10g，山萸肉 10g，茯苓 15g，枸杞子 10g，制首乌 10g，川石斛 10g，玄参 10g，丹皮 10g，怀牛膝 10g，5 剂。

患者越过低血压期、少尿期、多尿期直接进入恢复期，于 1992 年 11 月 28 日治愈出院。

按：对温热病气分证的治疗，必须遵循"到气才能清气"的原则，不应妄投凉营之品,以免凉过太早,导致邪热内陷入里。但就疫斑热来说,由于卫气营血传变过程极为迅速,在气分阶段甚至卫分阶段,邪热多已波及营分,因此到气就可气营两清,只要见到口渴,面红目赤,或肌肤黏膜隐有皮疹,舌红,少津等症,就须在清气的同时,加入凉营泄热、凉血活血之品,以防病邪进一步内陷营血。本例在发热早期应用清气凉营剂,故能明显缩短病程,使其越期而过。

11. 李某,男,34 岁,工人

患者于 1984 年 11 月 20 日,以"突起畏寒、发热(体温最高时达 39.8℃)4 天"为主诉来诊,刻下:头痛、眼眶痛、腰痛、周身骨节酸痛,神疲乏力,口干口渴,恶心呕吐频作,食欲不振,腹胀腹痛,大便 2 日未解。体检:体温 39.2℃,呼吸 24 次 /min,血压 18/12kPa(135/90mmHg),神志清楚,精神萎靡,面色潮红,球结膜充血水肿,"V"字胸,口腔黏膜及腋下出血点密集,两肺未闻及干湿啰音,心率 96 次 /min,律齐,各瓣膜区未闻及杂音,肝脾未触及,全腹压痛明显,肾区有触痛、叩击痛(++),四肢无水肿,神经系统检查阴性。舌质红绛、苔黄干燥,脉细滑数。血常规:血红蛋白 120g/L,白细胞计数 10.5×10^9/L,中性粒细胞百分比 73%,淋巴细胞百分比 27%(异型淋巴细胞百分比 2%),血小板计数 60×10^9/L。西医诊断为流行性出血热发热期。中医诊断:疫斑热,辨证为气营同病,热毒炽盛,阳明腑实,阴液耗损。治以清气泄热、凉营解毒。处方:大青叶 30g,生石膏 50g(先煎),金银花 30g,知母、赤芍各 15g,生大黄 10g(后下),白茅根 30g,配合西药支持疗法。药后 2 小时身出微汗,体温开始下降,解稀便 3 次,26 小时后体温降至正常,服药 5 剂,恶心呕吐消失,食欲渐增,尚有口干口渴,尿量增多,继以养阴清余热之剂调治。1 周后诸症均除。复查血常规:白细胞计数 7.2×10^9/L,中性粒细胞百分比 68%,淋巴细胞百分比 32%,血小板计数 120×10^9/L,于 1984 年 12 月 5 日痊愈出院。

按:本例患者处于流行性出血热发热期,气营同病,热毒炽盛,阳明腑实,阴液耗损,周老施以清气泄热、泻火解毒、凉营化瘀方法,能及时控制高热,中止病情传变,缩短病程,故效若桴鼓,用药仅 26 小时体温正常,大便得通,5 剂后恶心呕吐亦除,食欲渐增,尿量增多,继以养阴清余热之剂调治,诸症霍然而愈。全案理法分明,环环相扣,步步为营,疗效显著。

12. 葛某,女,35岁,农民

患者1983年12月31日入院,1984年1月17日出院。患者6天前突起畏寒发热(体温在38.5℃以上),头痛,眼眶痛,腰痛,周身骨节疼痛,神疲乏力,口干口渴,恶心呕吐频作,食欲不振,腹胀腹痛,大便2日未行,小便量少,尿闭1天,适值经期,经来量多,色鲜红。诊断为流行性出血热(发热少尿期),收治入院。查体:体温37.4℃,呼吸20次/min,血压20/14kPa(150/105mmHg)。患者神志清晰,精神萎靡,面色潮红,球结膜轻度充血水肿,"V"字胸,口腔黏膜及腋下出血点密集,两肺未闻及干湿啰音,心率98次/min,律齐,各瓣膜区未闻及杂音,肝脾未触及,全腹压痛明显,肾区叩痛(++),四肢无水肿,神经系统查体阴性。舌质红绛,苔黄干燥,脉细滑数。血常规:血红蛋白140g/L,白细胞计数18.5×10⁹/L,中性粒细胞百分比83%,淋巴细胞百分比17%(异型淋巴细胞百分比1%),血小板计数60×10⁹/L。尿常规示:尿蛋白(+++),脓细胞(+++),红细胞少量。血尿素氮20.6mmol/L,尿肌酐380μmol/L。周老辨证属营血同病、瘀热里结阳明、壅阻肾与膀胱、耗伤阴液,且有热入血室之虑,治予泻下通瘀、清热凉血,佐以滋阴利水,药用:生大黄15g(后下),芒硝10g(分冲),枳实、桃仁、丹皮各10g,生地30g,麦冬15g,白茅根30g,猪苓15g,日1剂。药后3小时即见二便通利,解稀便2次,量多,腹胀腹痛显减,翌日24小时尿量为1 400ml。服药4剂,恶心呕吐消失,食欲见增,热退脉静,尚有口干而渴,舌红苔少,尿量增至每日4 000ml,继以增液汤加味调治,1周后诸症均除。复查血常规示:白细胞计数7.0×10⁹/L,中性粒细胞百分比71%,淋巴细胞百分比29%,血小板计数140×10⁹/L,血尿素氮7.0mmol/L,肌酐132μmol/L,尿蛋白阴性,痊愈出院。

按:此案证治是周老从瘀热辨治流行性出血热学术思想的典型呈现。流行性出血热发热期未尽,即转入少尿期,发热少尿等并见,病情较急,若处理不当则可能导致肾衰竭等危候。周老明辨患者营血同病、瘀热里结、耗伤阴液且有热入血室之征象,治以泻下通瘀、清热凉血、滋

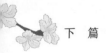
阴利水,以桃核承气汤、犀角地黄汤合方化裁,釜底抽薪、瘀热并治,方小药专效宏,四剂后患者基本转危为安,又以养阴扶正善后。中医药治疗急性传染病疗效可见一斑。

二、病毒性疾病高热病案选

1. 流行性乙型脑炎重型极期案

沈某,男,12岁,学生,1988年8月2日初诊。患者以"突然发热(体温39.2℃)、头痛,伴呕吐2天"为主诉入院,入院后相继出现抽搐、神志不清,呼吸急促,诊断为流行性乙型脑炎重型极期。体检:体温38.6℃,呼吸22次/分,血压150/110mmHg,神志不清,面部发绀,瞳孔等大,对光反射迟钝,颈项强直,两肺(−),心率110次/min,律齐,未闻及杂音,肝脾未触及,腹壁反射消失,提睾反射未引出,克尼格征及布氏征阳性,舌质鲜红、苔黄腻。血检:白细胞计数12×10^9/L,中性粒细胞百分比80%。脑脊液检查:白细胞300/mm³。

辨证:暑温病,气营两燔证。

治法:清气凉营。

处方:药用清气凉营注射液(组成:大青叶、石膏、知母、金银花、大黄、鸭跖草、赤芍、白茅根),每次30ml,每日2次,静脉点滴,同时配合西药补液,纠正呼吸衰竭、脱水等对症治疗。药后2小时额上出微汗,体温逐渐下降,32小时后体温降至正常,随之神志转清,能进流汁,5天后症状基本消失,颈软,四肢活动自如,神经系统检查(−),复查血常规:白细胞计数7.6×10^9/L,中性粒细胞百分比70%。以清暑益气汤调养1周后,患者于8月18日出院。

按:病毒性高热虽有温病卫气营血传变的一般规律,但其病理中心在气营,据此采用清气凉营法,治疗病毒感染性高热,主张到气就可气营两清。本例患者证属暑温气营两燔,治应清气凉营,阻断病邪进一步深入,后期用清暑益气汤调养善后。清气凉营注射液通过静脉给药,药后汗出热退,方中大青叶清热解毒,金银花清气分之热,石膏、知母清热泻火兼养阴,大黄泻火解毒、凉血化瘀、荡涤里热,鸭跖草清热化湿透邪,赤芍凉血化瘀,白茅根清热生津、利尿除湿,诸药合用具有清气泄热、凉营解毒、化湿透热之功,从而取得良好临床效果。

2. 病毒性脑炎后遗症案

王某,男,44 岁,2003 年 7 月 1 日初诊。患者 1 年前患病毒性脑炎,经当地医院治疗,高热、痉挛期间曾服用托吡酯预防癫痫,之后对往事部分失去记忆,外出不能自行回家,对老同学、老朋友已不能相识。时有烦躁,纳差,大便略溏,日解 2 次左右,舌质紫,边有齿印,苔淡黄薄,脉细滑。查 B 超示:右肾轻度积水。周仲瑛教授辨证为气阴两虚、痰瘀内生、清窍失养,治以益气养阴、化痰祛瘀。药用:葛根 15g,太子参 10g,麦冬 10g,炒玉竹 10g,丹参 15g,郁金 10g,石菖蒲 10g,炙远志 5g,莲子心 30g,龟板(先煎)12g,知母 10g。60 剂。口干加生地、石斛,烦躁加百合、龙齿,寐差加合欢皮、炒酸枣仁。

二诊(2003 年 9 月 28 日):患者服药 2 个月,记忆力有明显改善,已能认识旧友,外出亦能自行返家,但尚未完全恢复,近事善忘,情绪稳定,食纳良好,寐安,二便调,苔薄黄,质暗红,脉细弦。周教授继以此方出入加减调理 2 月余后,患者基本恢复正常。

按:本案为病毒性脑炎后遗症患者,就诊时虽无发热症状,以健忘、记忆力减退为主症。但医者需见病知源。周老认为,本案的原发病为病毒性脑炎,急性期高热抽搐,热毒炽盛,必然耗伤气阴,以致气阴两虚,肾精不足、脑髓失养,痰瘀阻窍,本虚标实。在恢复期,阴津一时难以恢复,故患者出现口干、烦躁的表现,根据"急则治标,缓则治本"的原则,周仲瑛教授以益气养阴治其本,又化痰祛瘀、开窍宁神治其标,标本兼顾。选方以太子参、麦冬、百合地黄汤、百合知母汤益气养阴,补肾填髓,宁心安神;远志、半夏、石菖蒲化痰通窍;丹参、郁金活血化瘀;炒酸枣仁、莲子心等养心安神。药病证相合,故疗效显著。

3. 不明原因发热案

患者某,男,52 岁,无锡人,因"畏寒、发热 4 天"于 2007 年 1 月 28 日入院。患者 4 天前突然感到畏寒,继之发热,次日起体温渐增,最高达 42℃,伴寒战,第 4 日出现鼻塞,咽痛,全身肌肉酸痛,咳嗽,咳黄浓痰,质黏难咳,恶心并吐出胃内容物,自觉腹胀,尿量减少,口渴。曾

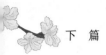

有腹泻、稀水样便伴少量黏液。给予阿奇霉素、头孢哌酮钠舒巴坦钠、亚胺培南 - 西司他汀钠及支持治疗，疗效欠佳。转至江苏省人民医院住院后出现急性面容，皮肤黏膜重度黄染，上胸部充血明显，腋下有出血点，面部、眼睑水肿，两肺呼吸音促，心率 106 次 / 分。查血常规示：白细胞计数 5.1×10^9/L，中性粒细胞百分比 94.6%，血小板计数 15×10^9/L。尿常规：隐血（+），蛋白（++）。生化检查：谷丙转氨酶 615.3U/L，谷草转氨酶 188.2U/L，总胆红素 189.3μmmol/L，血尿素氮 29.31mmol/L，血肌酐 465.8μmmol/L。甲、乙、丙、丁、戊等型肝炎指标均（-），出血热抗体（-），血培养和痰培养均（-），胸片提示肺部感染。入院诊断：发热待查，病毒性感染？流行性出血热？给予抗生素及相应支持治疗，体温降至 37.4℃，但出现烦躁、自伤、自残等神志改变。

2 月 8 日周老会诊，查发热已 2 周，由高热转为低热，鼻衄，口唇布满疱疹，神情烦躁，意识欠清，目黄肤黄，腹部膨满臌胀，叩诊鼓音，腰酸痛，大便少行，小便量少色黄，舌苔黄质红少津，脉弦滑数。周老辨证属瘟邪疫毒内陷，气血两燔，腑实热结，营阴耗伤。处方：茵陈 15g，生大黄 6g（后下），熟大黄 6g，黑山栀 10g，大青叶 20g，紫草 10g，玄参 15g，水牛角片 30g（先煎），赤芍 15g，大生地黄 20g，丹皮 10g，炒枳实 15g，生石膏 25g（先煎），知母 10g，白茅根 30g，鸭跖草 20g，猪苓 20g，黄连 5g，金银花 15g。4 剂，日服 1 剂，另安宫牛黄丸 3 粒，每日 1 粒，分 2 次化服。药后 1 剂即见神情好转，大便 5 次，腹胀减轻，次日口唇疱疹开始消退，舌质较前转淡，苔白稍腻，舌尖有瘀点。4 剂后血象及肝功能改善，体温复常，因春节停服中药。后经透析及输血小板、抗感染等对症治疗，病情虽有好转，仍觉口干、胸闷、寐差，以呋塞米维持尿量 700ml 左右。

2 月 24 日查肾功能无明显好转，再请周老会诊，刻下：病情好转，意识清楚，低热已平，但小便量少，大便虽通不畅，腹部膨满基本消退，口干，目黄减轻，口唇疱疹已愈，烦躁寐差；苔薄腻，舌质稍红，脉细弦滑。仍当滋阴养液、通利二便，药用：生大黄 5g（后下），熟大黄 6g，大生地黄 15g，玄参 10g，大麦冬 10g，知母 10g，怀牛膝 12g，猪苓 20g，桃仁 10g，白茅根 20g，黑山栀 10g，酸枣仁 20g，炒枳实 15g，梗通草 5g。7 剂药后口干改善，24 小时尿量增至 1 000ml 以上，26 日停用呋塞米，大便每日

1~2次,食欲可,精神可,烦躁、寐差逐渐改善。药后复查肝、肾功能渐至正常。患者仅觉胸闷,睡眠欠佳,稍感乏力,尿量正常,病情日趋稳定,回当地医院继续调治。

按:本例患者呈急性起病,以"发热、黄疸、出血倾向、少尿"为特征,入院后尽管2次检查出血热抗体及其他病原学指标均为阴性,但从临床发病特征分析,西医最后诊断为"病毒性出血热、肺部感染",由于患者伴有严重的肝、肾损伤和出血征象,经西医强有力的抗炎、抗病毒、保肝退黄药物、血液透析和积极的对症支持治疗10天后,黄疸、肾衰、出血等无明显改善,发热未止,并出现躁动不安、自伤自残等神志异常的改变,病情危重。从首次会诊脉案中显示,依据患者证候特点,周老认为证属"温邪疫毒内陷,气血两燔,腑实热结,营阴耗伤",需"慎防其动血闭窍和厥脱之变"。围绕热毒、瘀毒、水毒等"三毒"和阴伤,治以清气凉营、泻下通瘀、滋阴利水为主。所用泻下通瘀合剂是由犀角地黄汤、增液承气汤、清营汤等方加减而成,方中用生熟大黄配枳实泻热通便、急下存阴;水牛角、紫草、黄连、金银花、赤芍、丹皮、玄参、生地黄等清营解毒、凉血散血、滋阴透热;在此基础上加大青叶、知母、生石膏以清气分之热毒,佐山栀清利三焦,猪苓、白茅根滋阴利尿,又选鸭跖草,功能与淡竹叶相似,但清热透邪作用更强;并以茵陈一味,清利肝胆湿热而退黄;选安宫牛黄丸化服以清心开窍。如此数法并用,患者仅服1剂即见神志转清,大便通畅,服4剂后体温复常、食欲改善,血象、肝功能等指标也有所改善,取得迅速截断病势的显著疗效。

第2次延请周老会诊,是在西医继续抗炎、利尿、透析和支持治疗旬日,病情虽有改善,但肾功能迟迟不能复常的情况下,由其家属再次请求中医干预治疗。周老针对此时"尿少,大便虽通不畅,烦躁寐差,苔薄腻,质稍红,脉弦滑"等临床特征,改用增液承气汤加牛膝、桃仁以继续泄腑救阴、散瘀通络,兼用山栀、知母、猪苓、鸭跖草、白茅根滋阴清热利湿,酸枣仁合知母可清虚烦,全方药味、药量虽较首诊时明显减少,但扶正(救阴)、祛邪(清化瘀热)标本兼顾。治疗2日后尿量复常,已不需要使用呋塞米维持,其他临床症状明显改善,继之肝肾功能也完全恢复,得以病情稳定而出院。纵观前后两次脉案,周老都采取了以凉血化疗法为中心进行复法综合治疗,此正是周老重视内科急难病"瘀热"病机学术思想的典型范例。周老早年曾撰文提出出血热少尿期属中医下焦蓄血、蓄水和阴伤液耗共同所致,病理特点是热毒、瘀毒、水毒等"三毒"并见,但以"瘀热、水结"最为关键环节,瘀热相搏,既可以动血、耗血、伤阴,也可以引起水停,更可致阻窍。采用凉血化瘀可以清散血分热毒,又可以活血止血,还可利小便,更可以救阴护阴,可谓一举多得。近年来,朱虹等的研究也表明:"瘀热相搏贯穿于急性肾衰发病的全过程中,瘀热相搏、湿毒内蕴、三焦壅塞是急性肾功能衰竭的重要病理环节。"由此显示,在出血热整个发病过程中,瘀热是多种复合病机的关键环节。

关于此案救治经验,周老认为:该患者先后两次会诊时的证候同中有异,前者病在气营两分,并且已有闭窍之势,邪实为主,急当祛邪,此时祛邪即寓扶正之意,治疗重点在于清气凉营、泻下通瘀;后者邪热之势已挫,但阴伤瘀热依然存在,肾功能迟迟不能恢复正常,故以救阴泻腑为主,兼顾通瘀清热,又能起到利尿、恢复肾功能之目的。整个过程皆以清化瘀热辨治为主并取得显著疗效,显示了瘀热病机在该病过程中的重要作用。周老认为类似本案的一系列有效病例都表明:中医理论的创新必须以临床实践并取得经验为基础,这些创新理论必须能够回到临床,指导临床以取得更好的疗效。临床实践是中医科学研究的必由之路,在辨证论治基础上的重复是完全可信的,其应用价值远非实验研究所能替代(本医案由叶放、吴勉华、周学平、薛博瑜等整理完成,由周仲瑛教授指导)。

4. 疫黄(病毒性亚急性重症甲型肝炎)案

沈某,男,14 岁,学生。1992 年 7 月 24 日入院,1992 年 9 月 3 日出院。两旬前开始感觉乏力,纳差,食量较正常减少一半,恶心厌油,上腹饱胀隐痛,尿色黄似浓茶,面目皮肤黄染逐渐加深,经当地医院治疗病无好转,昨来本院查肝功能异常:谷丙转氨酶(ALT)520IU/L,总胆红素(TSB)362.52μmol/L,收治住院。以往无肝炎史。查体:体温37.℃,脉搏88 次/min,呼吸22 次/min,血压17/8kPa(128/60mmHg)。患者神萎,皮肤深黄,巩膜呈金黄色,肝肋下 2cm,剑下 3cm,质Ⅱ度,轻压痛,叩痛,脾(-),腹软,无移动性浊音。拟诊病毒性肝炎,急性黄疸型。用苦黄、肝炎灵、丹参等注射剂,并给保肝药,5 日后病情加重,高度乏力,萎靡恶心,低热(体温 37.8℃),黑便 1 次,约 500g,皮肤黏膜黄疸,进行性加深,肝肋下触及,剑突下 2cm,质Ⅱ度,压痛,叩击痛,脾肋下 1cm,质Ⅱ度,无压痛,腹水征(-)。复查肝功能:谷丙转氨酶 318IU/L,总胆红素 382μmol/L,碱性磷酸酶(ALP)156U/L。考虑为亚急性重症肝炎,乃在一般基础治疗的同时,改用中药清肝解毒针剂。

辨治经过:从温热瘀毒内蕴营血,肝脾两伤,胆汁外溢肌肤发为疫黄辨证,治予清肝凉血、化瘀解毒退黄。慎防痰热湿毒内闭动血等变。用清肝解毒注射液(水牛角、大生地、丹皮、赤芍、大黄、黑山栀、茵陈、血余炭、煅人中白)40ml,加入 5% 葡萄糖注射液 250ml 中静滴,每日 1 次,经 4 日病情好转,精神食纳改善,低热能平,肝区痛减,腹胀不著,肌肤黄染减退,小便转淡,用药 7 日后,因危急症状已获缓解,改用口服中药清肝解毒汤剂,配合保肝药,8 月 24 日查肝功能示:谷丙转氨酶 80IU/L,总胆红素 47.02μmol/L,乙肝两对半(-),抗 HAV-IgM(+),抗 HCV(-),住院 41 日后出院继续调治。出院诊断为:病毒性亚急性重型甲型肝炎。

按:本例为疫毒深入营血,瘀热在里所致的急黄,已见动血便下黑粪,且有内闭之势,故非一般清热化湿法所能取效,必须凉血化瘀直清血分之热,解血中之毒,散血中之瘀,方克有济。疸病治血,信而有征。

5. 亚急性重型肝炎案

张某,女,15 岁,学生。以发热伴上腹不适 9 天、面目肌肤发黄、尿黄 3 天,于 1996 年 2 月 27 日入院。入院后体温持续升高,波动在 39.1℃~40.5℃,血象不高,经多联抗生素治疗无效。2 周后恶心、呕吐、食纳不馨加著,第 3 周出现腰肾区压痛、腹水、少尿。胸片、骨髓穿刺、腰椎穿刺、血培养、超声心动图等检查未发现异常。查抗 HAV-IgM 两次阳性、抗 -CMV 两次阳性,HBV、HCV、HEV 均阴性;肝功能损伤明显:谷丙转氨酶 450IU/L,谷草转氨酶 274IU/L,碱性磷酸酶 520IU/L,总胆红素 410.6μmol/L,直接胆红素 281.1μmol/L。诊断:亚急性重型肝炎(甲肝病毒与巨细胞病毒重叠感染)、胆道感染、原发性腹膜炎。予保肝、降酶、退黄、抗感染等治疗,收效不满意,特请会诊。症见高热不退,面、肤、目睛黄染,口干欲饮,气急腹胀,大便干结,尿色深黄,胁下胀痛,神倦思睡,舌苔黄薄腻,舌质红绛,中部偏干少津,脉来濡数。病属疫黄,治当通利腑气、利湿退黄、清热解毒、凉血活血。处方:柴胡 6g,炒黄芩 10g,茵陈 20g,大黄(后下)9g,黑山栀 10g,广郁金 10g,白茅根 20g,赤芍 12g,丹皮 10g,丹参 10g,川石斛 15g,鸡骨草 15g,垂盆草 15g,车前草 15g,每日 1 剂。药后 5 天,体温渐降,尿量增多;半月后体温完全正常,黄疸显减,腹水消退,复查肝功能示:谷丙转氨酶 94IU/L,谷草转氨酶 114IU/L,碱性磷酸酶 363IU/L,谷氨酰转肽酶 90IU/L,总胆红素 291.9μmol/L,直接胆红素 94.2μmol/L,白蛋白 / 球蛋白 0.8。原方垂盆草加至 30g,继续观察。连服上方 70 帖,黄疸渐退,腹胀消除,唯食纳稍差。复查肝功能示:谷丙转氨酶 10IU/L,谷草转氨酶 21IU/L,碱性磷酸酶 170IU/L,谷氨酰转肽酶 60IU/L,总胆红素 125μmol/L,白蛋白 / 球蛋白 0.8。

按:本例患者,证系湿热疫毒壅盛,壅结阳明,腑实热结,热毒化火,势将入血。故选用大黄泻下通腑,大剂运用,长达 70 余天,配合他药清热、利湿、退黄、凉血、化瘀并施,多法复合运用。使积滞得下、热毒得解、瘀热得清,有效地阻断了热毒由气入血,绝重之疾,终于转危为安,显示多法复合应用的优势。

注:文中验案均由南京中医药大学周仲瑛教授提供。

第 五 章

周仲瑛教授团队开展的流行性出血热主要相关研究

一、中医药治疗流行性出血热 1 127 例的临床分析 [①]

流行性出血热(简称出血热)是由出血热病毒引起的急性传染病,病情凶险,传变迅速,病理变化极其复杂,涉及全身多个脏器,病死率较高。根据本病发病特点、临床表现及流行性和传染性,认为其属于中医学温疫、疫疹、疫斑范畴。为此,我们按照卫气营血,结合三焦和六经辨证原则,针对本病各个病期的特点,采用相应治法,研制了系列治疗方药。从 1980—1987 年在省内 6 个省、市、县级医院共治疗流行性出血热 1 127 例。

一 般 资 料

1. **病例选择** 均为住院的出血热病人,其诊断、分期、早期定度及定型标准,见江苏科学技术出版社出版的《流行性出血热》。

2. **性别年龄** 本文 1 127 例中,治疗组 812 例,男性 547 例,女性 265 例。对照组 315 例,男性 206 例,女性 109 例。年龄($\bar{x} \pm SD$,岁),治疗组为 34.4 ± 12.41,对照组为 37.5 ± 13.14。入院病日($\bar{x} \pm SD$,日):发热期治疗组 4.24 ± 1.38,对照组 4.18 ± 1.35;低血压期治疗组 5.24 ± 1.87,对照组 4.79 ± 1.75;少尿期治疗组 6.65 ± 1.84,对照组为 6.80 ± 1.67。P 均 >0.05。

[①] 本文摘录于:周仲瑛,金妙文,符为民,等.中医药治疗流行性出血热 1 127 例的临床分析[J].中国医药学报,1988,3(4):11-16.

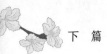

3. **早期定度**　入院时发热期，发热低血压、发热少尿两期重叠，发热、低血压、少尿三期重叠，治疗组为 706 例，对照组为 278 例。治疗组轻度 97 例，中度 443 例，重度 166 例。对照组轻度 87 例，中度 160 例，重度 31 例。

4. **入院时病情**　入院时卫气营血辨证分型与病期的关系见表 1。入院时治疗组发热期 618 例，发热、低血压两期重叠 61 例，发热、少尿两期重叠 4 例，发热、低血压、少尿三期重叠 27 例，低血压期 52 例，少尿期 50 例；对照组分别为 218 例，21 例，28 例，2 例，11 例，20 例，15 例。

表 1　卫气营血辨证分型与病期的关系

分期	组别	例数	证型				
			卫气同病证	气分证	气营两燔证	营分证	营血同病证
发热期包括合并低血压、少尿期	治疗组	706	52	282	357	3	2
	对照组	278	18	112	144	4	0
低血压、少尿两期重叠	治疗组	4	0	0	4	0	0
	对照组	2	0	0	2	0	0
低血压期	治疗组	52	0	8	27	16	1
	对照组	20	0	2	12	6	0
少尿期	治疗组	50	0	5	27	15	3
	对照组	15	0	2	7	4	2
合计		1 127	70	411	590	48	8

治 疗 方 法

（一）治疗组

1. **发热期**　在卫气营血传变过程中每易出现重叠兼夹情况，一般以气分热盛、气营两燔为多见。

气分证：壮热有汗，不恶寒，口渴欲饮，气粗，面赤，颈胸潮红，皮肤黏膜隐有少量出血点，恶心呕吐，腹痛，大便秘结或便溏不爽，腰痛，小便短赤，舌质红，苔黄厚或黄燥，脉小数、滑数或大。

气营两燔证：高热或潮热，口渴，面红目赤，肌肤黏膜出血点增多，肌肤隐有瘀斑，烦躁不安，神志恍惚，腹痛，便秘，舌质红或绛，苔黄或黄燥、焦黑，脉数或小数。

治法：清气凉营。

方药：①清瘟合剂。该方由大青叶、石膏、金银花、大黄、升麻等组成。功能清气泄热，凉营化瘀。每剂药煎水 100ml，每次 50ml，一日 4 次，口服，连用 3~5 天。持续高热，中毒症状明显者，加大剂量为一日 5~6 次。若呕吐频繁，不能口服者，改为鼻饲，或保留灌肠，每次 150ml，日 1~2 次。②清气凉营注射液由大青叶、金银花、大黄、知母等组成。功能清气泄热、凉营化瘀。每剂药制成 20ml，每次 40~60ml，加入 10% 葡萄糖注射液 250ml 中静脉滴注，每日 1 次，连用 3~5 天。持续高热，中毒症状明显者，加大剂量改为每次 80ml 稀释后静滴。

2. 低血压期

（1）热毒内陷证：发热或高热，烦躁不安，神志淡漠，神志昏愦，口渴欲饮，四肢凉或厥冷，胸腹热，或见便秘尿赤，肌肤斑疹隐隐，苔黄，舌红或红绛，脉细数或模糊不清。

治法：理气通脉。

方药：在扩容纠酸的基础上，血压不能回升者，采用升压灵注射液治疗。本品为理气类药陈皮等研制而成。功能行气通脉，宣郁开闭。收缩压 >50mmHg 者，用升压灵注射液 20~30ml 加入 10% 葡萄糖注射液 250~500ml 中静滴，视血压调整滴速，一般每分钟 20~30 滴。血压稳定 6 小时后，逐渐减量至停药。收缩压 <50mmHg 者，应用升压灵注射液 5ml 加入 50% 葡萄糖注射液 20ml 中缓慢静推，血压回升正常后，改为上述方法静滴。

（2）气阴耗竭证：身热骤降，烦躁不安，颧红，气息短促，口干不欲饮，出黏汗，舌质红，少津，脉细数无力或模糊不清。

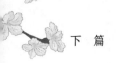

治法:养阴益气固脱。

方药:生脉散加味。药用西洋参或白参、麦冬、五味子、玉竹、生地、山萸肉、煅龙骨、煅牡蛎等,每日 2 剂,浓煎频服。血压稳定 6 小时后,逐渐减量至停药(少数病例应用类似注射剂)。

(3)正虚阳亡证:面色苍白,唇绀,不发热,四肢厥冷,冷汗淋漓,神志淡漠或昏昧,气息微弱或浅促,舌质淡白,脉微细或沉伏。

治法:回阳救逆。

方药:四逆加人参汤,参附龙牡汤。药如红参、附子、干姜、甘草、生龙骨、生牡蛎、山萸肉等(部分病例用类似注射剂)。

阴阳俱脱者两证结合治疗。

上列三证,若见唇面指端发绀,舌质紫黯,酌加丹参、赤芍、红花、川芎以加强活血之效。

3. 少尿期

(1)瘀热蕴结证:少腹胀满,或拒按,腹痛,大便秘结,小便赤涩量少,欲解不得,甚则尿闭不通,或有血尿,尿中夹有血性膜状物,或有身热,舌质红绛或绛紫,苔黄燥或焦黄,脉滑数或细数。

治法:泻下通瘀。

方药:泻下通瘀合剂,由大黄、芒硝、枳实、麦冬、桃仁、木通、车前子等药组成,功能泻下通瘀,清热利水。每剂药制 100ml,每次 50ml,日 4 次,口服,连用 3~5 天。若呕吐频繁,不能进药者改为鼻饲,或保留灌肠。每次 150ml,每日 1~2 次。

若见尿中有膜状物,加萹蓄、瞿麦;血尿加黑山栀、石韦;咳嗽、气急喘促,咳泡沫痰或血痰,加葶苈子、桑白皮、瓜蒌。

(2)热郁津伤证:身热不尽,口渴心烦,小便短赤,量少灼热,腰痛不利,舌质红少津,苔黄燥,脉细数。

治法:滋阴利水。

方药:猪苓汤加减。药用猪苓、阿胶、滑石、生地、麦冬、白茅根、泽泻、知母、茯苓。

津伤口渴,舌绛加玄参滋阴生津,瘀热在下加丹皮、赤芍凉血化瘀。

以上三期病程中若出现衄血、咯血、二便出血量多者,加服止血合剂,每次 50ml,每日 4 次;神昏加安宫牛黄丸;咳嗽、痰多质黏或黄脓痰,另用清肺化痰剂;痉厥加用羚羊角粉 0.6g 每次,每日 2 次;高血容量综合征,肺水肿,喘急痰鸣,面部水肿,加用十枣汤:甘遂、大戟、芫花等份研末,每次 2~3g,每日 1~2 次,口服。

4. 多尿期　辨别肾气不固证、阴虚热郁证,分别治疗。

5. 恢复期　辨别气阴两伤证、脾虚湿蕴证、肾阴亏虚证,分别治疗。

(二) 对照组

1. 发热期　畏寒发热,热呈稽留型或弛张型,热程绝大多数为 3~5 天,头痛、眼眶痛、腰痛或全身肌肉关节酸痛,恶心呕吐,口渴,可见腹痛,便秘或腹泻。肾区触痛和叩击痛,颜面、球结膜、颈及上胸部均有明显充血。皮肤黏膜有出血点或瘀斑,多见于腋窝、前胸及肩臂部呈点状或条索状,常称抓痕样出血点,黏膜出血点多见于软腭、眼结膜,重症则肌肤见大片瘀斑及鼻衄、呕血、咯血、便血、尿血等。

治疗:植物血凝素(phytohemagglutinin,PHA)每次 10mg,加入 10% 葡萄糖注射液 250ml 静滴,一日 1 次,连用 3~5 天。高热持续不退,临时加用地塞米松 5~10mg 或氢化可的松 10mg,加在静脉注射液中静滴,一般 1~3 天。

2. 低血压期　收缩压低于 90mmHg,脉压小于 20mmHg,恶心呕吐,烦躁不安,甚至神昏谵语,球结膜水肿及出血加重,口干,尿量减少,肢端发凉或厥冷,口唇肢端发绀,脉象细数而弱或细弱、沉或伏。

治疗:在扩容纠酸基础上,血压不能回升,收缩压 >50mmHg 者,用多巴胺 40~120mg,加入 10% 葡萄糖注射液或其他补液 500ml 中静滴,视血压调整滴速,一般为 30~50 滴 /min,血压回升稳定 6 小时后,逐渐减量至停药。收缩压 <50mmHg 者,应用多巴胺 20mg 加入 50% 葡萄糖注射液 20ml 中,缓慢静注,血压回升正常后改为静滴,方法同上。如末梢微循环已改善,而血压仍不稳定者,可用间羟胺(阿拉明)30~50mg 加入补液中静滴。

3. 少尿期　尿量减少,24 小时尿量少于 1 000ml,纳差,恶心呕吐,

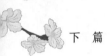

口干,腹胀,顽固性呃逆,烦躁,谵语,或昏迷,抽搐,出血和组织水肿加重,甚至腹水,常并发电解质紊乱,高血容量综合征。

治疗:20% 甘露醇 100ml,加硫酸镁 20g 混匀 1 次口服,日 4~6 次。或呋塞米 20~120mg 加入 50% 葡萄糖注射液 20~40ml,缓慢静注,日 2~12 次。必要时大剂量冲击疗法,呋塞米 500mg 加入 50% 葡萄糖注射液 40ml 缓慢静推,或呋塞米 100mg 加入 10% 葡萄糖注射液 500ml 中静滴,一般 1 次,必要时可重复 1 次。

4. 多尿期 每 24 小时尿量大于 2 500~3 000ml,食欲增加,头昏,腰酸,无力,口渴等。治疗:同治疗组。

5. 恢复期 尿量恢复正常,症状体征逐渐恢复正常,少数患者可有无力、头昏、腰酸、食欲减退、心慌、血压偏高等。治疗:同治疗组。

(三) 基础治疗(两组相同)

液体疗法:①发热期:维持内环境平衡,每日补液 1 000~1 500ml。常选用下列 1~2 种溶液,如增液针、养阴针、平衡盐液,3∶2∶1 溶液、10% 葡萄糖注射液。②低血压期:扩充血容量,每日补液 3 500~400ml。常用胶体溶液如低分子右旋糖酐,必要时应用人体血浆,人体白蛋白;晶体溶液为增液针、养阴针、平衡盐液、3∶2∶1 溶液及各种浓度葡萄糖注射液等。上述溶液选用 2~3 种。③少尿期:严格控制补液量,每日补液量为前一日出量加 500~600ml。常选用养阴针、增液针、10%~50% 葡萄糖注射液,必要时应用复方氨基酸。④多尿期:维持内环境及出入量平衡。

纠正酸中毒:常选 5% 碳酸氢钠,纠正电解质紊乱。复方丹参注射液 15~20ml 加入 10% 葡萄糖注射液 250~500ml 中静滴,每日 1 次,疗程 3~5 天(发热期、低血压期)。

治 疗 结 果

(一)疗效标准

1. 病死率 药后主症无改善,实验室检查大部分项目无改善,最终死亡。死亡病例数占总病例数的百分比。

2. **治愈率**　药后主症改善或消失,实验室检查大部分项目恢复正常而治愈。治愈病例数占总病例数的百分比。

(二)治疗结果

1. **清气凉营剂**(清瘟合剂、清气凉营注射液)**降温效果**　药后体温开始下降时间($\bar{x} \pm SD$,小时),治疗组 7.96 ± 6.25,对照组 16.37 ± 14.26,$P<0.01$。 体温复常时间($\bar{x} \pm SD$,天),治疗组 1.38 ± 1.01,对照组 2.51 ± 1.35,$P<0.01$。

2. **清气凉营剂对病程演变的影响**　见表 2。

表 2　药后病程演变的情况

组别	例数	药前发生低血压休克者	药后发生低血压休克者	药前发生少尿、尿闭者	药后发生少尿、尿闭者	具有五期经过者
治疗组	812	88	12	107	26	4
对照组	315	34	19	51	43	32
P 值		>0.05	<0.001	>0.05	<0.01	<0.001

3. **对肾功能的影响**　见表 3。

表 3　治疗前后肾功能变化的情况

组别	例数	入院时尿蛋白(++)以上者	药后尿蛋白转阴天数($\bar{x} \pm SD$)	入院时尿素氮 >30mg 者	药后尿素氮复常时间($\bar{x} \pm SD$)
治疗组	812	463(62.19%)	6.00 ± 2.58	454(55.91%)	5.87 ± 2.36
对照组	316	204(60.03%)	8.92 ± 3.54	109(32.38%)	8.56 ± 2.47
P 值		>0.05	<0.01	<0.05	<0.01

4. **对病情的影响**　治疗后治疗组轻度转为中度 12 例(12.37%),

下　篇

中度转为重度 35 例（7.9%），转为危重型 2 例（0.45%），重度转为危重型 1 例（0.86%）；对照组分别为 35 例（40.2%）、56 例（35%）、10 例（6.25%）、5 例（16.12%）。

5. **对证型的影响**　药后治疗组卫气同病证转为气营两燔证 8 例（14.2%），气分证转为气营两燔证 10 例（3.39%），转为营分证 2 例（0.68%），气营两燔证转为营分证 4 例（0.95%），营血同病证 3 例（0.71%），营分证转为营血同病证 4 例（11.76%）；对照组分别为 5 例（25%）、35 例（30.17%）、10 例（8.62%）、22 例（13.49%）、6 例（3.68%）、8 例（57.12%）。

6. **升压灵注射液对血压的影响**　药后低血压休克持续时间，治疗组为 5 分钟 ~72 小时，对照组为 2~112 小时，药后低血压休克平均持续时间（$\bar{x} \pm SD$, 小时），治疗组为 3.37 ± 1.21，对照组为 20 ± 2.56，$P<0.001$。

7. **对低血压休克期主要症状、体征的影响**　见表 4。

表 4　药后主要症状消失和复常的时间（均数 $\bar{x} \pm SD$, h）

组别	例数	意识障碍	心率	皮肤温度	面色	尿量
治疗组	112	3.50 ± 1.02	2.6 ± 0.75	2.40 ± 1.34	2.56 ± 1.67	3.65 ± 2.01
对照组	50	15.00 ± 2.62	14.00 ± 4.56	12.20 ± 3.67	12.60 ± 2.55	13.40 ± 4.63
P 值		<0.001	<0.001	<0.001	<0.001	<0.001

8. **清气凉营剂对免疫功能的影响**

（1）细胞免疫：① PHA 皮试：治疗组、对照组中各有 105 例进行免疫功能测定，观察其动态变化。两组均于入院时（药前）和药后第 7 天、第 15 天分别作 PHA 皮试。观察结果，药前皮试（±）及（+）者，治疗组 4 例（3.81%），对照组 5 例（4.76%）；药后 7 天阳性者，治疗组 78 例（74.2%），对照组 55 例（52.3%）；药后 15 天阳性者，治疗组 105 例（100%），对照组 79 例（75.29%）。P 值分别为 >0.05，<0.001，<0.001。②清瘟合剂对小鼠网状内皮系统吞噬功能的影响：见表 5。

表 5　两组对小鼠网状内皮系统吞噬功能的影响

组别	动物数 /n	剂量 /(g·kg⁻¹)	时间 /d	K 值($\bar{x} \pm SD$)	P 值
清瘟合剂	10	50	5	0.008 125 ± 0.003 137	<0.001
生理盐水	10	—	5	0.001 125 ± 0.001 474	

（2）体液免疫功能测定：检查方法，药前、药后 10 天各检测 1 次，两组各检测 60 例。检测项目为 IgG、IgM、IgA、补体 C3。检测结果，药前两组 IgG、IgM、IgA 均有不同程度升高，补体 C3 下降，药后治疗组前三项下降比对照组快，后一项升高亦比对照组快，但均无统计学意义。

9. **对甲皱微循环的影响**　对 62 例重症出血热病人进行了治疗前后的甲皱微循环动态观察，治疗组 30 例，对照组 32 例。微循环障碍复常的时间($\bar{x} \pm SD$，天)，治疗组为 3.65 ± 1.26，对照组为 5.12 ± 2.34，$P<0.05$。

10. **动态观察 64 例 DIC 阳性患者治疗前后的变化**　治疗组 33 例，对照组 31 例，隔日检测 1 次，直至正常。DIC 阳性转阴的时间($\bar{x} \pm SD$，天)，治疗组为 3.6 ± 1.26，对照组为 5.89 ± 3.42，$P<0.05$。

11. **平均住院天数**($\bar{x} \pm SD$)　治疗组 12.5 ± 3.24，对照组 17.6 ± 4.36，$P<0.05$。

12. **疗效**　治疗组 812 例，死亡 9 例，病死率 1.11%，治愈率 98.89%，对照组 315 例，死亡 16 例，病死率为 5.08%，治愈率为 94.92%。$P<0.01$。

13. **毒副作用**　根据毒性试验和临床观察，清瘟合剂、清气凉营注射液、升压灵注射液、泻下通瘀合剂、止血合剂均无明显毒副作用。因本病消化道症状比较明显，因此，口服清瘟合剂时部分病人出现呕吐，可采用对症处理，或改用鼻饲，或保留灌肠。

讨　　论

（一）把好气营关，可以阻断病情的发展

一般而言，对温热病气分证的治疗，必须遵循"到气才可清气"的

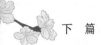

原则,更不应妄投清营之品,以免凉遏太早,导致邪热内陷入里。仅就出血热而言,由于卫气营血传变过程极为迅速,在气分阶段甚至卫分阶段,邪热多已波及营分,为此,到气就可气营两清,只要见到面红目赤,肌肤黏膜隐有疹点,舌红,少津,口渴,就须在清气的同时,加入凉营泄热之品,如生地、大青叶、玄参等,以防止病邪进一步内陷营血。只有把好气营关,才能阻断病变的发展。实践证明,治疗组气营两燔转证现象明显少于对照组。动物实验表明,清气凉营剂对出血热病毒、流感病毒有抑制作用,对金黄色葡萄球菌、伤寒等多种细菌有抑制和杀菌作用,有明显退热、消炎、解毒作用,能改善微循环。

(二)热毒内陷、热深厥深者,当行气通脉

温毒过盛,阴津耗伤,邪入气营,热深厥深,可致形成厥证或闭证。如进一步发展,正虚邪陷,可致内闭外脱,阴竭阳亡。在厥闭阶段应用具有行气通脉、宣郁开闭作用的升压灵注射液,可以阻断病理演变。防止出现气阴耗竭、正虚阳亡等危象。实验结果亦表明升压灵注射液对手术性及中毒性休克动物有明显升压效应,能增加脑、冠脉血流量,改善微循环。

(三)泻下瘀热,可以改善及防止肾功能衰竭

临床观察,发热期在清气凉营的同时用大黄泻下里热,可以疏通瘀热壅结的病理状态,使邪毒从下而泄,故药后发生少尿、尿闭者,治疗组明显短于对照组,$P<0.01$。这与"温病下不嫌早"的论点是一致的。

少尿期的病理机制,主要表现为三实一虚。三实指热毒、血毒、水毒,一虚指阴津的耗伤,而且相互错杂为患。因此,必须重用泻下通瘀和滋阴利水的药物。常用大黄 30g,生地 30~60g。在发热后期出现少尿倾向时,早用泻下通瘀合剂,可以减少少尿的发生,缩短少尿期病程。在发热中、后期用之亦未发现有导致低血压休克者。动物实验表明,本药能降低毛细血管通透性,增加肾血流量(明显优于呋塞米组),改善微循环,有利于肾功能的恢复。临床观察药后尿蛋白消失、血尿素氮恢复正常的平均时间,治疗组明显短于对照组。病死率治疗组明显低于对

照组。

(四) 凉营与化瘀合伍,有活血、止血、利尿作用

本病发热、低血压、少尿各期均有不同程度的微循环障碍,部分病例常合并不同程度出血,严重者有多腔道出血,提示本病疫毒深重,容易陷入营血。热毒炽盛,则迫血妄行,邪热入营,火热煎熬,又可导致血瘀。由于热郁血瘀与出血同时存在,因此,治疗原则为凉血、行血。若"蓄血"在肾和膀胱,因血瘀而致水停,尿少或闭者,应用通瘀之品,还可疏通肾脏壅结的瘀热,达到通利小便的目的。实验结果表明,发热期用清气泄热、凉营化瘀方药,少尿期应用泻下通瘀合剂后,血细胞的聚集性、黏滞性及甲皱微循环均有明显改善,治疗组优于对照组,说明上述药物均有改善微循环,防止或减轻腔道出血的作用。因而药后发生出血者,治疗组明显少于对照组。即使少尿期有消化道出血,亦可用泻下通瘀合剂,故优于西药口服导泻。

(五) 清气泄热、凉营化瘀,可以祛邪扶正

观察治疗前后免疫功能动态变化,提示清气泄热、凉营化瘀方药可以提高细胞免疫功能,降低体液免疫功能,对机体免疫紊乱有双向调节作用,增强抗病能力,有助于机体的恢复,故治疗组药后未出现继发感染,对照组治疗后继发感染者 5 例,表明通过祛邪可以取得扶正的效果。

二、清气 1 号治疗流行性出血热疗效分析 [1]

据中医卫气营血辨证的原则,制定了具有清气泄热、凉营化瘀作用的口服清气 1 号,于 1982 年 12 月至 1983 年 2 月在高淳县人民医院治疗流行性出血热(以下简称出血热)47 例,取得了较为满意的效果,并

---

[1] 本文摘录于:周仲瑛,金妙文,符为民,等.清气 1 号治疗流行性出血热疗效分析[J].南京中医学院学报,1983(4):21-31.

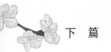

按随机抽样,设对照组(植物血凝素,PHA)37 例,现分析如下。

一 般 资 料

1. **性别** 治疗组 47 例中,男性 34 例,女性 13 例。对照组 37 例中,男性 27 例,女性 10 例。

2. **年龄** 治疗组年龄最大者 67 岁,最小 15 岁。对照组年龄最大者 56 岁,最小 13 岁。两组年龄均以 20~50 岁者为最多,治疗组 34 例,对照组 27 例,均占 70%。

3. **职业** 治疗组农民 42 例,工人 3 例,干部 1 例,学生 1 例。对照组农民 33 例,工人 2 例,学生 2 例。

4. **入院病日** 两组最早为第 2 病日,最迟为第 8 病日,以第 3~5 病日最多。治疗组 38 例,对照组 30 例,均占 81%。

5. **早期定度** 治疗组轻度 6 例,中度 39 例,重度 2 例。对照组轻度 9 例,中度 27 例,重度 1 例。

6. **入院时病期** 治疗组发热期 39 例,发热、低血压两期重叠 1 例,发热、少尿两期重叠 7 例,对照组分别为 30 例、3 例、4 例。以上两组相比,入院时,病情基本相同,治疗组略重于对照组。

治 疗 方 法

全部病例均确诊为出血热的住院病人。

治疗组:入院后即口服清气 1 号,成人 100ml 每次,每日 4 次,连用 3~5 日。持续高热,中毒症状明显者,加大剂量,改为每日 6 次。

对照组:入院后即应用 PHA 10~20mg 加入 10% 葡萄糖注射液 250ml 中静滴,连用 3~5 天,当出现凝血障碍或有出血倾向时,早期应用抗凝解聚的药物双嘧达莫、阿司匹林等。

两组基础治疗相同:丹参注射液 15g,稀释后静滴,连用 3 天及补液等支持疗法;低血压休克期在扩容纠正酸碱平衡失调的基础上,如血压仍不能逆转者加用升压 3 号或多巴胺,必要时加用间羟胺(阿拉明);少尿期两组均用泻下通瘀合剂,必要时加用呋塞米。

治法及方药

1. 治疗大法　清气泄热、凉营化瘀,以达到气营两清、化瘀解毒的目的。

2. 方药组成　清气1号由大青叶、金银花、生石膏、知母、大黄、升麻、鸭跖草等组成。本方以金银花、大青叶、生石膏、大黄为主药。大青叶:清热解毒,凉血消肿,用于温毒发斑,时行热病。金银花:清热解毒,为温病初起热在上焦之要药。大黄:通便泻火,清热解毒,凉血化瘀。生石膏:清热除烦,药理研究有退热和降低血管通透性的作用。知母:清热泻火,滋阴润燥,药理研究有显著的退热作用。鸭跖草:清热解毒,利尿。取升麻为佐使药,以清热解毒,透邪。同时据实验证明,大青叶、金银花、鸭跖草、大黄等均有抗病毒和抗菌作用。

疗 效 观 察

1. 降温效果　两组入院时均有不同程度发热,治疗组40.1℃以上7例,39.1~40℃ 17例,38.1~39℃ 17例,37.5~38℃ 6例。对照组分别为7例、12例、15例、3例。治疗后,治疗组24小时内体温全部开始逐渐下降,但对照组有6例在24小时内体温未下降,反而上升0.1~1.2℃,最长48小时体温开始下降者1例,32小时开始下降者2例。体温复常平均时间,治疗组1.58天,对照组2.72天,有显著差异($P<0.05$)。

2. 对病程演变的影响　入院时高热、低血压两期重叠者,治疗组1例,对照组3例。发热、少尿两期重叠者,治疗组7例,对照组4例。治疗后,治疗组没有1例发生低血压,5例发生少尿;对照组5例发生低血压,少尿14例,尿闭2例。治疗组明显少于对照组($P<0.01$)。治疗组没有1例具有典型的五期经过,而对照组有5例(占13.5%)。治疗组明显优于对照组。以上说明清气1号为主治疗出血热发热期,可以越期而过,缩短病程。

3. 对肾脏的影响　两组入院时尿蛋白阴性者,治疗组5例,对照组1例;(++)以上,治疗组30例,对照组16例。治疗后尿蛋白转阴平均时间,治疗组7.3天,对照组10.6天,治疗组较对照组明显缩短

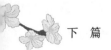

（*P*<0.05）。入院时尿素氮大于 30mg% 者,治疗组 13 例,对照组 15 例。治疗后恢复正常平均时间,治疗组 0.8 天,对照组 8.96 天（*P*<0.05）。治疗组明显短于对照组。

4. 病死率 治疗组 47 例中无死亡,对照组 37 例中死亡 1 例,病死率占 2.7%。

5. 毒副作用 口服清气 1 号,部分病例有恶心、呕吐反应,余无特殊不适。这可能与本病消化道症状有关。

讨 论

根据出血热的临床表现,中医认为本病属于"温病""温疫""疫疹"等范畴。出血热是感受温疫热毒所致,其病理机制表现为卫气营血的传变,病理变化复杂,来势凶猛,卫气营血传变过程极为迅速。发病初期:邪犯卫表,此期短暂,迅速传入气分,而且里热偏盛,若疫毒内及营血,以致气营、气血两燔,或因热毒炽盛,热入营分,而致热扰心神,甚至热盛动血,损伤血络,迫血妄行,形成血分证。本病的病理中心在气营,临床上的气分证及气营两燔为多见。这为我们研制具有清气解毒、凉营化瘀的清气 1 号提供了理论依据。

根据临床观察,口服清气 1 号有明显的降温效果,体温复常的平均时间,治疗组明显短于对照组（*P*<0.05）。其降温特点是体温逐渐下降,并有少量出汗,自觉症状减轻,无反跳现象。因此,我们认为清气 1 号降温效果,是由于解毒作用,可能是早期抑制病毒,从而减轻了病毒对机体的损害。但必须早期应用清气 1 号,才能迅速控制其病理演变。

从临床资料分析,治疗组 47 例中以气分证、气营两燔为多见,其占 80.8%。因此,我们在出血热发热期运用具有清气解毒、凉营化瘀的清气 1 号,有较强的针对性。可以及时控制高热,阻断卫气营血病理过程的演变,中止病情发展,缩短病程,越期而过,故治疗组未见有五期经过。而对照组发生五期经过者 5 例,占 13.5%。由此证明本病的病理中心在气营。出血热的气分证除高热、口渴、腹痛、腹胀、大便秘结、舌苔黄燥或黄厚症状外,还有本病的特殊表现,如皮肤黏膜出血点、瘀斑,面色潮红或醉酒貌、目赤等。提示在气分证阶段,邪热即已波及营分。部分病例虽以气分热盛为主,但邪热亦很快传入营分。因此,我们认为病到气分就可气营两清。早期治疗,有助于防止病邪进一步陷入营分。

入院时少尿者治疗组 7 例,对照组 4 例。治疗后治疗组发生少尿 12 例,无尿闭;对照组分别为 14 例,2 例。尿蛋白、尿素氮转阴及恢复正常平均时间,治疗组明显短于对照组($P<0.05$)。以上说明发热期应用清气 1 号,可以抑制病毒对肾脏的损害,减轻毛细血管中毒症状,增加肾血流量,有利于肾功能恢复。本方中除有清气解毒、凉营化瘀药物外,加用大黄,直下里热,可使邪毒从下而泄,药后每天大便 3~4 次,最多达 6 次。根据药物疗效分析,可加强回吸收作用,减轻肾间质水肿,减轻外渗现象,使大部分病例越过少尿期和多尿期。以上所述与“温病下不嫌早”的论点是一致的。

在本病的病理过程中,大多数病例有不同程度的微循环障碍,部分病例有出血倾向,提示本病疫毒甚重,陷入营血,热毒炽盛,迫血妄行,可以引起出血,邪热入营,火热煎熬,又可导致血瘀,由于热郁血瘀与出血同时存在,因此,治疗原则宜凉血行血。在发热期应用具有清气解毒、凉营化瘀的清气 1 号,有利于改善微循环障碍,防止多腔道出血,观察本组病例,药后治疗组没有 1 例发生多腔道出血,而对照组发生 4 例($P<0.05$),治疗组明显优于对照组。

根据文献报道,许多清热解毒的中药有提高机体免疫功能的作用。观察治疗前后的细胞免疫功能的动态变化,提示具有清气泄热、凉营化瘀作用的清气 1 号,可以提高细胞免疫功能,增加机体抗病能力,有助于机体的恢复。说明通过祛邪可以取得扶正的效果。

三、清气凉营法治疗出血热的临床研究 ①

病毒感染性疾病类别繁多,为病广泛,病情重者,若不及时控制,可

---

① 本文摘录于:周仲瑛,金妙文,符为民,等.清气凉营法治疗出血热的临床研究[J].中药(新药)临床及临床药理通讯,1991(1):7-11.

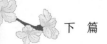

致心、脑、肾等受到严重损害,成为死亡的主要原因之一。如流行性出血热可以发生休克、急性肾功能衰竭。目前国内外尚无特效抗病毒药物,而中医药却具有一定的优势,我们按照异病同治的原则,结合大量临床资料分析,认为多种病毒性疾病的重症,每常表现"病理中心在气营",从而相应地根据清气凉营法,研制了清气凉营注射液。

临 床 资 料

(一)辨病标准

参考《全国新药(中药)临床指导原则》(1988 年内部资料)。

(二)中医辨证标准

1. 气分证 ①发热,或壮热,或日晡热盛,不恶寒,有汗或多汗。②烦渴欲饮,气粗、面红目赤。③恶心呕吐,胸闷脘痞,腹痛拒按,大便秘结,或便溏不爽,尿少色黄。④苔黄燥或黄腻,质红,脉数或滑数、洪大。

必具①④项及②③项中的 1 项。

2. 气营两燔证 ①身热或日晡潮热,或身热暮甚,有汗。②腹满、腹痛便秘。③心烦不寐,时有谵语,神志恍惚,甚则神识不清。④面赤,肌肤或黏膜斑疹隐露。⑤苔黄燥或焦黑,质红或红绛,脉小数。

必具①④⑤项及②③项中的 1 项。

凡符合辨病、辨证标准者列为观察对象,随机抽样设治疗组和对照组。

(三)疗效评定标准

参考《全国新药(中药)临床指导原则》(1988 年内部资料)。

(四)一般资料

1. 性别 治疗组 278 例中,男性 219 例,女性 59 例,对照组 220 例中,男性 158 例,女性 62 例。

2. **年龄**　两组年龄最大者均为 72 岁,最小者治疗组为 9 岁,对照组为 11 岁,平均年龄($\bar{x} \pm SD$)治疗组为 38.38 ± 24.31 岁,对照组为 36.41 ± 26.45 岁。

3. **入院病日**　两组最早均第 1 病日,最迟均为第 7 病日,以第 3~5 病日为多见,治疗组 170 例,占 77.27%,对照组 154 例,占 70%。

4. **早期定度**　治疗组轻度 41 例,中度 180 例,重度 57 例,对照组 分别为 52 例、138 例、30 例。

5. **入院病期**　治疗组发热 215 例,发热低血压两期重叠 28 例,发 热、少尿两期重叠 30 例,发热、低血压、少尿三期重叠 5 例,对照组分别 为 167 例、14 例、36 例、3 例。

以上两组相比,入院时病情基本相似。

（五）治疗方法

全部病例均为确诊出血热的住院病人。治疗组:清气凉营注射 液成人每次 40~60ml,加入 10% 葡萄糖注射液 250~500ml 内,静脉滴 注,1 日 1~2 次,连用 3~5 天。对照组:PHA(植物血凝素)每次 10mg, 加入 10% 葡萄糖注射液 250ml 内,静脉滴注,1 日 1~2 次,连用 3~ 5 天。

两组基础治疗相同,均用丹参注射液 15ml 稀释后静脉滴注,连用 3~5 天,并采取补液等支持疗法,维持水电解质平衡。合并低血压休克 者,加用扩容、纠正酸中毒等治疗。如血压仍不能回升,配伍升压灵,或 用多巴胺加间羟胺(阿拉明)。若合并少尿者,加用泻下通瘀合剂或呋 塞米。

治 疗 结 果

（一）对体温的影响

入院时全部病例均有不同程度的发热,体温复常时间治疗组明显 短于对照组。见表 1。

表 1　药后体温变化情况 ($\bar{x} \pm SD$)

组别	例数	体温开始下降时间 /h	体温复常时间 /d
治疗组	278	7.72 ± 6.41	1.38 ± 1.58
对照组	220	16.38 ± 14.30	2.52 ± 1.37
P		<0.01	<0.01

（二）对病程的影响

见表 2。

表 2　药后病情演变情况

组别	例数	药前发生低血压休克者	药后发生低血压休克者	药前发生尿少尿闭者	药后发生尿少尿闭者	五期经过	越期率 /%
治疗组	278	24	7	30	20	7	97.48
对照组	220	18	18	35	38	16	92.00
P		>0.05	>0.05	>0.05	>0.05	<0.01	<0.01

（三）对肾功能的影响

见表 3。

表 3　治疗前后肾功能变化情况

组别	例数	药前尿蛋白（++）以上者	药后尿蛋白转阴者 /d	药前尿素氮>30mg 者	药后尿素氮复常时间 /d	药后血肌酐复常时间 /d
治疗组	278	65.11%（161 例）	4.76 ± 3.47	38.49%（107 例）	5.10 ± 3.71	4.76 ± 3.00
对照组	220	63.18%（139 例）	6.30 ± 3.31	38.63%（85 例）	6.88 ± 3.41	8.37 ± 4.00
P		>0.05	<0.01	>0.05	<0.01	<0.01

（四）对病情演变的影响

见表4。

表4　治疗前后病情演变情况

组别	入院定度	例数	出院定度			
			轻	中	重	危重
治疗组	轻	41	36	5	0	0
	中	180	50	117	12	1
	重	57	6	45	4	2
对照组	轻	52	25	26	1	0
	中	134	0	80	16	13
	重	30	20	4	17	9

（五）对免疫功能的影响

1. 细胞免疫　PHA（植物血凝素）皮试：两组各65例进行PHA皮试测定，两组均于入院时（药前）和药后第7天、第15天分别测定，观察其动态变化。观察结果，药前皮试（±），治疗组2例，占3.1%；对照组4例，占6.15%。药后7天阳性者，治疗组53例，占81.54%，对照组40例，占61.54%，$P<0.01$。药后15天阳性者治疗组65例，占100%，对照组51例，占78.46%，$P<0.01$。

2. 体液免疫

（1）免疫球蛋白及补体C3测定，药前、药后10天，各检测1次，两组各检测60例（见表5）。

表5　治疗前后血清免疫球蛋白的变化情况

项目	正常值	治疗组		对照组	
		治疗前	治疗后	治疗前	治疗后
IgG/mg%	1 179.50 ± 391.60	1 787.30 ± 486.20	1 462.40 ± 360.90	1 634.20 ± 41.20	1 546.63 ± 20.50
IgM/mg%	123.60 ± 65.40	229.40 ± 81.75	121.83 ± 48.86	214.40 ± 91.40	160.00 ± 16.00

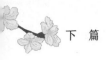

续表

项目	正常值	治疗组		对照组	
		治疗前	治疗后	治疗前	治疗后
IgA/mg%	136.40 ± 43.80	169.76 ± 71.94	140.00 ± 44.60	170.76 ± 69.80	146.80 ± 50.40
C3/mg%	137.20 ± 41.20	85.20 ± 17.50	112.77 ± 33.53	87.40 ± 20.40	98.60 ± 24.40

（2）对补体系统的影响（见表6）。

表 6　治疗前后补体变化情况

组别	例数	血清 C3/mg%		血清 B 因子 /mg%	
		治疗前	治疗后	治疗前	治疗后
发热期	55	59.56 ± 11.70	94.17 ± 16.25*	30.29 ± 10.22	39.40 ± 9.75**
正常值	36	122.70 ± 21.70		47.57 ± 8.41	

注：血清 C3 治疗前后对照 *$P<0.01$，血清 B 因子治疗前后对照 **$P<0.05$。

（六）对血液流变的影响

治疗组和对照组各 30 例。治疗组药后 4 天的血浆比黏度、血细胞比容、血沉与药前均有显著差异（$P<0.05$），红细胞电泳值有非常显著差异（$P<0.01$）。对照组药前药后上述各指标差异无显著性。

（七）对甲皱微循环的影响

对 40 例重症出血热病人进行治疗前后的甲皱微循环动态观察，两组各 20 例，微循环障碍复常时间，治疗组为 3.56 ± 3.42 天，对照组为 5.24 ± 3.64 天，$P<0.05$。

（八）平均住院天数（$\bar{x} \pm SD$）

治疗组为 12.6 ± 4.34 天，对照组为 18.31 ± 5.83 天，$P<0.05$。

（九）病死率

治疗组 278 例中，死亡 1 例，病死率为 0.36%，治愈率为 99.64%，对照组 220 例中，死亡 13 例，病死率为 5.91%，治愈率为 94.09%。

治法、方药主要成分及毒副作用

（一）治疗大法

清气泄热、凉营化瘀，以达到气营两清、散瘀解毒的目的。

（二）方药的主要成分

清气凉营注射液有大青叶、金银花、大黄、知母等组成。大青叶清热凉血解毒，用于时行热病；金银花清热解毒，既清气分之热，又解血分之毒；大黄泻火解毒，凉血化瘀；知母清热泻火，滋阴润燥。上药配伍合用，具有气营两清、化瘀解毒之功。

（三）毒副作用

临床观察无明显毒副作用，清气凉营注射液用药当时，药后 10 天、30 天，病人均无不适感觉，并对 10 例健康人及轻症病人，按治疗剂量应用 3~5 天，药前及药后 7 天、14 天各检测肝、肾功能及心电图，共 3 次，均无异常发现。

讨　　论

（一）把好气营关，可以阻断病情的发展

一般而言，对温热病气分证的治疗，必须遵循"到气才可清气"的原则，更不应妄投清营之品，以免凉遏太早，导致邪热内陷入里，但就出血热等温疫重病来说，由于卫气营血传变过程极为迅速，在气分阶段甚至卫气阶段，邪热多已波及营分，多见有气营两燔之候，为此，到气就可气营两清。只要见到面红目赤，肌肤黏膜隐有疹点，舌红，少津，口渴等

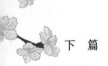

症,就须在清气的同时,加入凉营泄热之品,如生地、大青叶、玄参等,以防止病邪进一步内陷营血,只有把好气营关,才能阻断病变的发展,实践证明,治疗组气营两燔转证现象明显少于对照组,临证所见出血发热的高低、热程长短,直接影响病情的进展与转归。为此,应用清气凉营法及时控制高热、中止病情传变是缩短病程,提高疗效,降低病死率的关键,与此同时必须注意气营两燔者,即须清气凉营并施,而另一方面,即使邪热内传入营,亦应在清营药中参以透泄,分消其邪。使营分之热转出气分而解,此即叶天士所谓"入营犹可透热转气",如方中金银花、石膏等,即取其辛寒清气、透邪外达之意。

(二)清气凉营具有解毒作用和退热效果

根据临床资料统计,药后体温可在短时间内下降,体温复常的平均时间,治疗组短于对照组($P<0.01$)。其降温特点:体温逐渐下降,并有少量出汗,自感舒服,无反跳现象。因此,我们认为清气凉营注射液的降温效果不属对症效应,而是由于药物的解毒作用,可能是早期抑制病毒,从而减轻病毒对机体的损害,控制了病毒血症,但据临床观察,必须早期应用才能迅速阻止其病理演变,动物实验亦证明清气凉营剂对出血热病毒、流感病毒有抑制作用,对金黄色葡萄球菌、伤寒等细菌有抑制和杀灭作用,有明显消炎、退热作用。

(三)疏泄瘀热可以减轻及防止肾功能衰竭

据临床观察,出血热发热期病人用药后,发生少尿、尿闭者,治疗组明显少于对照组,尿蛋白转阴及尿素氮复常时间,治疗组均优于对照组($P<0.01$)。实验表明本药可以降低毛细血管通透性,减轻毛细血管中毒症状,增加肾血流量,减轻肾脏损害,有利于肾功能的改善,说明本方用大黄可以疏通壅结的瘀热,使邪毒得到清泄,若早期用之能够减少少尿的发生,或缩短少尿过程。

(四)凉营与化瘀合伍,有活血、止血作用

出血热发热、低血压、少尿各期均有不同程度的微循环障碍,部分

病例常合并不同程度的出血，严重者有多腔道出血，提示本病疫毒深重，容易陷入营血，热毒炽盛，则迫血妄行，邪热入营，火热煎熬，又可导致血瘀。由于热郁血瘀与出血同时存在，因此，治疗原则应凉血、行血，以求达到止血的目的。实验表明，清气泄热、凉营化瘀方药，对血细胞的聚集性、黏滞性及甲皱循环均有明显改善，治疗组优于对照组，说明上述药物有改善微循环，防止或减轻腔道出血的作用，因而药后发生出血者，治疗组明显少于对照组。

（五）清气凉营、祛邪可以扶正

观察治疗前后免疫功能动态变化，提示本药能提高细胞免疫功能及补体 C3，降低体液免疫功能，对机体免疫紊乱有调节作用。因此，本品作用是多方面的，它既有直接、间接抑制病毒和杀菌作用，并能调节免疫功能，增强抗病能力，有助于机体的恢复，故治疗组药后未出现继发感染，对照组继发感染者 8 例，说明本品通过祛邪可以取得扶正的效果。

四、地丹凉血针为主治疗肾变病综合征出血热出血证 30 例[①]

周仲瑛教授集多年的临床经验，将肾变病综合征出血热的出血证归纳为瘀热性血证，研制了具有针对性治疗作用的地丹凉血针，取得了满意的疗效。现报道如下。

临 床 资 料

本组 52 例患者均为住院病人，全部符合全国流行性出血热防治方案的诊断标准且合并有出血证候。临床随机分为治疗组 30 例，其中男 25 例，女 5 例；年龄 19~60 岁，平均 40.33 ± 15.86 岁；单一部位出血者 3

① 本文摘录于：沈洪，周学平，金妙文等．地丹凉血针为主治疗肾变病综合征出血热出血证 30 例［J］．陕西中医，2003，24（10）：874-880．

例,二个以上部位出血者 27 例。对照组 22 例,其中男 19 例,女 3 例;年龄 19~60 岁,平均 41.83±15.56 岁;单一部位出血者 4 例,二个以上部位出血者 18 例。两组比较均无显著性差异($P>0.05$)。

治 疗 方 法

两组基础治疗相同,如根据不同分期采取相应的常规治疗,必要时输血等。针对出血,治疗组给予清热凉血、散瘀止血的方法:地丹凉血针(药物组成:水牛角、生地、山栀、赤芍、丹皮等,由南京中医药大学中药制剂室生产)40ml,加入 5% 或 10% 葡萄糖注射液,静滴,每天 2 次,5 天为 1 疗程。对照组根据病情,选用低分子右旋糖酐、肝素、双嘧达莫、酚磺乙胺、氨甲苯酸等药物。

疗 效 标 准

参照全国血证研究协作组的血证疗效评定标准进行修订。显效:用药后 24 小时内出血改善(用药后出血量减少至用药前 1/2 以下),3 日内完全止血(咯血、吐血、便血及衄血完全控制),皮肤黏膜无新出血或瘀斑,并开始消退。有效:用药后 48 小时内出血改善,5 日内完全止血;无效:用药后 48 小时内出血无明显减少,5 日内出血未停止或恶化。

治 疗 结 果

1. **临床疗效比较** 治疗组 30 例中显效 21 例,有效 8 例,无效 1 例,总有效率为 96.67%,对照组 22 例中显效 6 例,有效 7 例,无效 9 例,总有效率为 59.09%。经统计学处理,$\chi^2=13.68$,$P<0.01$,治疗组疗效显著优于对照组。

2. **两组止血时间比较** 治疗组平均止血时间显著快于对照组。治疗组 30 例为 3.10±1.97,对照组 19 例为 5.68±2.81,$P<0.01$。

3. **两组治疗前后对血小板计数的影响** 两组治疗后血小板计数均较治疗前显著提高($P<0.01$),组间比较无显著差异($P>0.01$)。见表 1。

表 1　治疗前后两组血小板计数的变化（$\bar{x} \pm s$）

组别	例数	血小板治疗前	血小板治疗后
治疗组	30	48.86 ± 23.67	111.63 ± 53.22※
对照组	22	60.13 ± 32.87	110.34 ± 59.86※

※：治疗前后自身对照 $P<0.01$。

讨　　论

肾变病综合征出血热属于中医"温病""疫斑"范畴,其临床特征常表现为气营两燔,耗血动血,究其因,乃疫毒深重,传变迅速,搏血成瘀,热邪炽盛,劫阴伤津,迫血妄行。其形成出血的主要机制是热毒迫血,瘀阻血溢,而且瘀阻血溢常贯穿病程的终始。由于本病病位深在营血,热毒炽盛,极易耗伤阴液,阴液亏则不能荣养营血,濡润脉络,以致血行不利,瘀热相搏,形成脉络的广泛瘀滞。其出血特点是部位不一,常多个部位同时出血,如在皮肤出现瘀点、瘀斑,甚或渗血的同时,又有齿衄、鼻衄、咯血、吐血、便血、尿血等多腔道的出血。血色鲜红,夹有血块,或下血紫红,量多势急,常常发生昏迷、厥脱等诸多变证。而脉络瘀阻,气血不畅,离经之血蓄于体内,留滞脏腑,导致多脏器的损害,出现身痛、腹痛、腰痛,甚至窍闭等证候。因此,研制其有效的方药,对改善本病的预后十分重要。"入血就恐耗血动血,直须凉血散血",故凉血散瘀为本证的基本治疗方法。在具体用药时,应注意止妄行之血,清血分之热,散血分之瘀,解血分之毒,滋血分之阴。

五、清瘟合剂治疗流行性出血热的临床研究及原理探讨[①]

流行性出血热（简称出血热）是由出血热病毒引起的急性传染病,病情复杂,传变迅速。目前尚无特效治疗,病死率较高。自 1981—1986

---

① 周仲瑛,金妙文,符为民,等.清瘟合剂治疗流行性出血热的临床研究及原理探讨[J].中医杂志,1988(8):30-32.

年我们根据清气凉营法研制了口服清瘟合剂治疗出血热病人 270 例，设对照组 160 例进行对比分析，结合临床观察和实验研究结果对本药的作用原理进行了探讨，现总结如下。

临 床 资 料

中药组 270 例中，男性 195 例，女性 75 例；对照组 160 例中，男性 98 例，女性 62 例。中药组年龄最大者 72 岁，最小者 1 岁，平均 34.4 岁；对照组年龄最大者 71 岁，最小者 13 岁，平均 36.7 岁。两组入院前病程最早均为 1 天，最迟均为 7 天，以 3~5 天为多。入院病期，中药组发热期 227 例。发热、低血压两期重叠 20 例，发热、少尿两期重叠 20 例，发热、低血压、少尿三期重叠 3 例；对照组分别为 133 例、12 例、14 例、1 例。早期定度，中药组轻度 43 例，中度 170 例，重度 57 例；对照组分别为 67 例、79 例、14 例。两组入院时病情基本相似，中药组略重于对照组。两组病例均根据《实用传染病学》的诊断标准确诊。

观察方法和结果

（一）治疗方法

中药组口服清瘟合剂，清瘟合剂由大青叶、生石膏、金银花、大黄、升麻等 11 味中药组成，每毫升含生药 5g，成人每次 50ml，每日 4 次，连用 3~5 天。持续高热、中毒症状明显者加大剂量，一日 5~6 次。若呕吐频繁不能口服者，改为保留灌肠，每次 150ml，每日 1~2 次。

对照组用 PHA（植物血凝素）10mg 加入 10% 葡萄糖注射液 250ml 中静滴，一日 1 次，连用 3~5 天。

此外，两组均用丹参注射液 15ml 稀释后静滴，连用 3~5 天，同时用补液等支持疗法以维持水电解质平衡。合并低血压休克者加用扩容、纠正酸中毒等治疗；如血压仍不回升者，配伍升压灵或多巴胺、间羟胺。若合并少尿、尿闭者加用泻下通瘀合剂或呋塞米。

（二）治疗结果

1. 降温效果　入院时全部病例均有不同程度发热,药后体温开始下降时间,中药组为 8.05 ± 7.29 小时,对照组为 17.38 ± 15.31 小时。体温复常时间中药组为 1.44 ± 1.01 天,对照组为 2.52 ± 1.37 天。以上两项指标中药组与对照组比较均有极显著差异（$P<0.001$）。

2. 对肾功能的影响　入院时尿蛋白（++）以上者,中药组 159 例（58.9%）,对照组 86 例（53.8%）;药后尿蛋白平均转阴时间,中药组为 6.77 ± 2.58 天,对照组为 9.31 ± 3.74 天。入院时尿素氮 >30mg% 者,中药组为 96 例（35.6%）,对照组 64 例（40.0%）;药后尿素氮复常时间,中药组为 6.87 ± 2.99 天,对照组为 9.14 ± 2.47 天。以上药后两项指标经统计学处理,两组间均有极显著差异（$P<0.001$）。

3. 对病情程度的影响　入院时按早期定度判定,中药组轻度 43 例、中度 170 例、重度 57 例,对照组分别为 67 例、79 例、14 例。入院后病情转剧者按病情分型判断,中药组轻度转为中型 5 例;中度转为重型 14 例、危重型 1 例;重度转为危重型 1 例。对照组轻度转为中型 30 例、重型 2 例;中度转为重型 14 例、危重型 10 例;重度转为危重型 3 例。中药组最终死亡 1 例（0.37%）,对照组死亡 6 例（3.75%）,两组病死率有显著性差异（$P<0.05$）。

中药组治疗后经过低血压休克期 5 例,少尿、尿闭期 26 例,五期经过者 0 例。对照组治疗后经过低血压休克期 26 例,少尿、尿闭期 35 例,五期经过者多达 26 例。表明清瘟合剂对缓解病情有较好作用。

4. 免疫功能的变化

（1）细胞免疫:对中药组、对照组的各 105 例进行细胞免疫功能测定。两组均于药前及药后第 7 天、第 15 天分别作 PHA 皮试。结果药前皮试（±）及（+）者,中药组 4 例（3.8%）,对照组 5 例（4.8%）;药后 7 天阳性者,中药组 78 例（74.3%）,对照组 55 例（52.4%）;药后 15 天阳性者,中药组 105 例（100%）,对照组 79 例（75.3%）。经卡方检验,药后第 7 天和第 15 天两次测定两组间均有显著差异（前者 $P<0.01$,后者 $P<0.01$）。

（2）体液免疫功能测定:于药前及药后 10 天两组各检测 30 例。

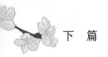

药前两组 IgG、IgM、IgA 均有不同程度增高,补体 C3 均下降,药后 10 天两组免疫球蛋白均有下降,补体 C3 有上升,但两组间无显著性差异。

5. 对血液流变学的影响 于药前、药后(隔日 1 次)对两组各 40 例做三次血液流变检查。动态观察结果,中药组血液流变学的改善明显优于对照组。

6. 对甲皱微循环的影响 用药前后做甲皱微循环检查,中药组 15 例,对照组 14 例。以十分法计算,药前中药组为 6.5 分,对照组为 6,两组间无显著差异;药后治疗组为 3 分,对照组为 4.5 分,两组间有显著差异($P<0.05$)。

(三)清瘟合剂的药理作用

1. 对发热家兔的解热作用 以啤酒酵母混悬液作为致热原对家兔进行实验观察,结果用药组体温明显下降,而对照组体温则保持在一个较高的水平,两组间有显著差异。

2. 对雄性小鼠毛细血管通透性的影响 选 Gayle 法用伊文思兰染色对小鼠的血管通透性进行实验观察,结果示给药组血管通透性明显低于对照组。

3. 对家兔肾血流量的影响 用静脉注射氨基甲酸乙酯的方法对家兔进行实验观察,结果示清瘟合剂能使肾血流量明显增加,而对血压、心率、心电图无明显影响。

4. 对小鼠网状系统吞噬功能的影响 用由小鼠尾静脉注入印度墨汁的方法,观察其网状内皮系统的吞噬功能,结果用药组的吞噬功能明显高于对照组。

5. 对干扰素的影响

(1)在小鼠体内促诱生干扰素的研究:在小鼠腹腔内注射新城鸡瘟病毒,然后测定干扰素含量。经统计学处理,给药组的效价明显高于对照组,说明清瘟合剂确有促诱生干扰素的作用。

(2)在小鼠体内诱生干扰素的作用:于给药组的小鼠腹腔内注射清瘟合剂,然后检测干扰素效价。结果给药组的干扰素滴度非常显著地高于正常组和生理盐水组。

（四）毒副作用

根据临床观察和动物实验，未见清瘟合剂有明显毒副作用。

讨　论

（一）流行性出血热发热期的传变特点

本病为温疫热毒伤人，故传变迅速。发热期卫分阶段甚为短暂，旋即传至气分及营分。在传变过程中可以表现为卫气同病，气营或气血两燔等兼夹证候。热毒入里，热结胃肠而导致的阳明腑实证，在本病的发热期很多见，本文统计约占 66.2%，且多见于重症。一般而言，对温热病气分证的治疗，必须遵循"到气才可清气"的原则，更不应妄投清营之品，以免凉遏太早，导致邪热内陷入里。但就出血热而言，由于卫气营血传变过程极为迅速，在气分阶段，邪热多已波及营分。部分重症病例，入院时虽以气分热盛为主，但邪热亦很快入营，多具有气营两燔之候。为此，必须早期应用清瘟合剂气营两清，防止病邪进一步内陷营血，中止病情传变，可以使本病不经过五期过程，明显地缩短病程，从而提高疗效。

（二）清气凉营具有明显退热和解毒作用

出血热发热期证见气营两燔者，固当清气与凉营并施，即使邪热内传入营，亦应在清营药中参以透泄，分消其邪，使营分之热转出气分而解，此即叶天士所谓"入营犹可透热转气"。清瘟合剂之用金银花、石膏等，即取其辛寒清气、透邪外达之意。故应用本药有明显退热作用，其降温特点为体温逐渐下降，有少量出汗，自觉症状减轻，无反跳现象。我们认为清瘟合剂的降温效果可能是由于能抑制病毒，减轻病毒对机体的损害，具有解毒作用，但必须早期应用才能迅速控制疾病演变。

（三）通利腑气可以改善或防止肾功能衰竭

据临床观察，治疗过程中发生少尿、尿闭者，中药组明显少于对照

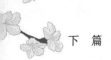

组,尿蛋白转阴及尿素氮恢复正常时间,中药组均明显短于对照组,实验表明本药可以降低毛细血管通透性。由于清瘟合剂在清气凉营的同时用大黄直下里热,釜底抽薪,可以疏通瘀热壅结的病理状态,使邪毒从下而泄,故药后一般每天大便 2~3 次,得利后自觉腹中舒适,身热随之递降,且无导致或加重低血压的情况。根据临床疗效分析,本药能使绝大多数病例越过少尿期或缩短少尿病程,这与温病下不嫌早的论点是一致的。

(四)凉营与化瘀合伍具有活血止血的效果

在本病的病理演变过程中,大多数病例存在不同程度微循环障碍,部分病例有出血倾向。提示本病疫毒深重,容易内陷营血,热迫血行,引起出血;而邪热入营,火热煎熬,又可导致血瘀。由于热郁血瘀与出血同时存在,故治疗宜凉血、行血。在发热期应用清瘟合剂后血细胞的聚集性、黏滞性及甲皱微循环均明显改善。

(五)清气泄热、凉营化瘀可以祛邪扶正

观察治疗前后的免疫功能动态变化,提示清瘟合剂能提高细胞免疫功能,降低体液免疫功能,对机体免疫有双向调节作用。因此,清瘟合剂作用是多方面的。它可能具有直接、间接抑制病毒作用和直接杀菌作用,并增强和调节机体的免疫功能,增强抗病能力,有助于机体抵抗力的恢复。

六、泻下通瘀法治疗流行性出血热少尿期 156 例[①]

我们在 1982—1987 年度的临床研究中,应用中医泻下通瘀为主的治法,先后治疗流行性出血热少尿期病人 156 例,并设对照(西药)组 30 例,相较于对照组,泻下通瘀为主的治法取得较为满意的疗效。现分

---

① 本文摘录于:周仲瑛,金妙文,符为民,等.泻下通瘀法治疗流行性出血热少尿期 156 例 [J].陕西中医,1988,9(11):502-503.

析如下。

临 床 资 料

治疗组男 105 例,女 51 例;对照组男 28 例,女 2 例。年龄:治疗组 35±9.38 岁,对照组 36±11.12 岁。治疗前病程:治疗组 6.65±1.84 天,对照组 6.80±1.67 天。

治疗前病期:发热、低血压、少尿三期重叠,治疗组 27 例,对照组 11 例;发热、少尿两期重叠,治疗组 72 例,对照组 20 例;低血压、少尿两期重叠,治疗组 7 例,对照组 4 例;少尿期治疗组 50 例,对照组 15 例。

治疗前尿量的比较:少尿倾向者,治疗组 21 例,对照组 6 例;少尿者,治疗组 90 例,对照组 30 例;尿闭者,治疗组 45 例,对照组 14 例;治疗组共计 156 例,对照组共计 50 例。病例选择:24 小时尿量少于 1 000ml 者(少于 1 000ml 为少尿倾向,少于 400ml 为少尿,少于 100ml 为尿闭),有肯定肾脏损害,尿蛋白持续在(+)~(++)以上者,血尿素氮、肌酐均升高,严重者可见肉眼血膜或尿膜。小腹胀满或拒按,大便多秘,烦躁或神志不清,呕恶频繁,外渗现象明显,舌质红绛,苔黄燥、焦黄,或舌质光红少苔,脉数等。

疗 效 标 准

显效:药后三天内尿量恢复正常,主症明显改善或消失,大部分实验室检查明显改善或恢复正常;有效:药后五天内尿量恢复正常,主症明显改善或消失,大部分实验室检查明显改善或恢复正常;无效:药后五天内尿量未恢复正常,主症及实验室检查项目无改善或恶化。

治 疗 方 药

基本方药:大黄、芒硝、生地、木通、桃仁。药用大黄泻下通便、凉血解毒、化瘀止血,便秘者可重用之。合芒硝以加强通腑泻热,伍生地滋阴生津,配木通利水导热下行,桃仁活血化瘀。

水邪犯肺,喘咳气促不得卧者加葶苈子泻肺行水;血分瘀热壅盛,加用水牛角、丹皮、赤芍等凉血化瘀;津伤明显、舌绛干裂、口干渴,可合

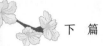

入玄参,取增液汤全方以滋阴生津;小便赤少可加阿胶、猪苓、泽泻、车前子等以滋阴利水。

治疗组:成人每服 50ml,每日 3~4 次,一疗程 3~5 天,必要时可重复一疗程。若呕恶不能进药者,可鼻饲,或保留灌肠,每次 150ml,每日 1~2 次。

对照组:成人硫酸镁 20g,20% 甘露醇 100ml,每 4~6 小时 1 次,口服,或呋塞米 20~120mg,加入 50% 葡萄糖注射液 20~40ml 中,静脉缓慢注入,每 2~12 小时 1 次,一疗程 3~5 天,必要时可重复一疗程。

治 疗 结 果

治疗组显效 127 例,有效 23 例,无效(死亡)6 例,共 156 例,总有效率为 96.15%;对照组显效 20 例,有效 12 例,无效(死亡)8 例,共 50 例,总有效率为 84%。两组总有效率之间存在非常显著性差异($P<0.01$)。

药后开始排尿平均时间,治疗组为 5.12 小时,对照组为 7.40 小时。尿量恢复正常时间,治疗组为 2.58 ± 1.22 天,对照组为 4.34 ± 2.84 天,两组间有显著性差异($P<0.05$)。

药后尿蛋自恢复正常时间治疗组为 6.50 ± 1.36 天,对照组为 9.12 ± 2.45 天;血尿素氮复常时间,治疗组为 6.65 ± 2.56 天,对照组为 9.34 ± 1.78 天。两组两值均有显著性差异($P<0.05$)。

病死率:治疗组 156 例中死亡 3 例,病死率为 3.85%,对照组 50 例中死亡 8 例,病死率为 16%。治疗组显低于对照组。

讨 论

出血热少尿期的病理机制,主要表现为三实一虚。三实为热毒、血毒和水毒,一虚指阴津耗伤,而且四者相互错杂为患。有鉴于此,我们相应地制定了具有泻下通瘀、滋阴生津作用的泻下通瘀合剂,临床观察表明:它能显著提高本病疗效,降低病死率。同时,我们亦体会到:第一,泻下通瘀可以利水通便。临床运用泻下通瘀药治疗本病后,可使患者大便通利,小便增多。这说明腑气得通,邪有去路,下焦瘀热壅结亦会随之而解。肾的气化功能从而也得到了相应的改善。动物实验也表明:泻下通瘀合剂能降低毛细血管通透性,改善微循环障碍,增加肾脏血流量(明显优于呋塞米组),有利于肾功能恢复,所以治疗组患者药后尿蛋白、血尿素氮及肌酐恢复正常的平均时间均优于对照组。第二,活血通瘀能够止血利尿。出血热少尿期多有微循环障碍,且合并不同程度的出血情况,严重者可见多腔道出血,这是由于瘀热里结、灼伤血络、迫血妄行的缘故。应用凉血化瘀药,抑阳和阴,不但无动血之弊,而且可取得通瘀散血、止血的效果。若"蓄血"在肾和膀胱,因瘀血而水停、尿少或尿闭者,应用通瘀之品,且可疏通肾脏壅结的瘀热,达到通利小便的目的。故在少尿期应用泻下通瘀合剂后,血液的聚集性、黏滞性及甲皱微循环均能明显改善,说明本药有改善微循环,防止或减轻腔道出血的作用。故药后治疗组仅 1 例发生大片瘀斑、1 例发生鼻衄,对照组发生腔道出血者 10 例,其中大出血 8 例($P<0.01$)。第三,滋阴生津则能扶正祛邪。热为阳邪,最易伤阴。阴伤则百病俱出,肠腑津伤则无水行舟,故大便秘结不行,肾阴耗伤,化源涸竭,则尿少尿闭。所以滋阴生津不但可以扶正补虚,亦能"增水行舟",通利小便。

总之,根据临床实践,对出血热少尿期的治疗,主要以泻下通瘀为原则,它包括下邪热、下瘀血、下水毒等几个方面,通过与滋阴生津法配合,从而具有增液通腑、通瘀散结、滋阴利水等多种综合作用,能够取得较好的效果。

七、泻下通瘀合剂治疗流行性出血热急性肾功能衰竭临床疗效观察 [①]

流行性出血热(以下简称出血热)急性肾功能衰竭是少尿期的危重病变,我们在 1982—1986 年期间共治疗 200 例,现总结分析如下。

---

① 本文摘录于:周仲瑛,符为民,金妙文,等.泻下通瘀合剂治疗流行性出血热急性肾功能衰竭临床疗效观察 [J].南京中医学院学报,1987(2):9-11.

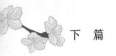

一 般 资 料

见表1。

表1 两组一般情况比较

组别	性别		年龄		职业				
	男	女	20岁以下	20岁及以上	农民	工人	教师	医生	学生
治疗组（150例）	104	46	9	141	135	8	3	2	2
对照组（50例）	29	21	2	48	43	3	1	1	2

组别	入院病期					早期定度		
	发热	发热、少尿	少尿	低血压、少尿	发热、低血压、少尿	轻	中	重
治疗组（150例）	28	67	37	7	11	31	86	33
对照组（50例）	21	16	6	4	3	21	27	9[①]

注：早期定度根据《江苏医药》1977年编写的流行性出血热的防治定度标准。

治 疗 方 法

200例病例均明确诊断为流行性出血热（间接荧光免疫法测定阳性）全部为住院病人。治疗组：在患者出现少尿、少尿倾向或尿闭时用泻下通瘀合剂。本方由桃仁承气汤、导赤承气汤、增液承气汤、猪苓汤等方组成，药物有大黄、芒硝、桃仁、生地、木通等，制成合剂。每剂60ml，成人每次60ml，每日2~3次，连服1~3天（直至尿量逐渐增加，接近正常为止）。若恶心呕吐，胃肠道中毒症状严重者，可采用少量多次

---

① 因年代久远，原始病案资料部分遗失，此处数据存在误差。

口服,或用鼻饲,若汤水点滴不下者,可改为 120ml 1 次保留灌肠,每人 3 次。

对照组:若见少尿倾向、少尿或尿闭时,用 20% 甘露醇 200ml,静脉推注,每 6 小时 1 次,或用 50% 硫酸镁 20g 溶于 20% 甘露醇 20ml 中,口服,每日 2 次。再用呋塞米 240mg 稀释于 25%~50% 葡萄糖注射液 20ml 内,静脉推注,每日 4 次,直至尿量接近正常为止。

结 果 分 析

(一)疗效标准

治愈:用药一般在 15 分钟或 0.5~2 小时内出现排便,2~6 小时内有不同量的小便,2 天内尿量恢复正常(24 小时尿量在 1 500ml 左右者)。肾功能、尿常规正常,临床症状消失。

显效:用药后 1~2 小时内出现排便,2~10 小时内有不等量的小便,3 天内尿量接近或恢复正常(24 小时尿量在 1 000ml 以上者),肾功能、尿常规 10 天内恢复正常或接近正常,临床症状缓解者。

无效:药后 48 小时内未见小便,5 天内尿量未恢复正常,肾功能、尿常规未改善,临床中毒症状明显者。

(二)治疗结果

见表 2。

表 2　两组治疗结果

组别	病例总数	痊愈	显效	无效(死亡)	总有效率 /%
治疗组	150	123	21	6	96
对照组	50	20	12	18	64

(三)疗效分析

1. 对尿量的观察　见表 3。

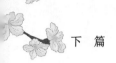
表3　两组尿量的观察

组别	少尿倾向	少尿	尿闭	均复常天数	少尿无变化
治疗组（150例）	21	78	45	2	9
对照组（50例）	6	15	11	5	18

2. 对肾功能的观察　见表4。

表4　两组肾功能的观察

组别	尿素氮				肌酐		
	21~100mg%	均复常天数	>100~200mg%	均复常天数	2.5~9mg	均复常天数	无变化
治疗组（150例）	84	3.5	60	4.5	144	4.65	6
对照组（50例）	20	4.5	12	6.5	32	6.00	18

3. 对尿蛋白的观察　见表5。

表5　两组尿蛋白的观察

组别	尿蛋白						
	+	均复常天数	++	均复常天数	+++	均复常天数	无变化
治疗组（150例）	12	3.00	1	4.50	41	5.45	6
对照组（50例）	7	4.00	15	6.50	9	8.78	18

4. 各部分出血情况观察　见表6。
5. 临床主要症状的观察　见表7。

表 6　两组各部位出血情况观察

组别	上腭			胸胁			尿血		
	+~ ++	+++ 及 以上	均复常 天数	+~ ++	+++ 及 以上	均复常 天数	+~ ++	+++ 及 以上	均复常 天数
治疗组（144 例）	78	68	4.53	79	47	5.00	43	64	2.00
对照组（32 例）	18	14	7.50	16	16	7.00	14	9	4.00

组别	便血			衄血		瘀斑	
	+~ ++	+++ 及 以上	均复常 天数	+~ +++	均复常 天数	+~ +++	均复常 天数
治疗组（144 例）	51	34	2.50	103	1.00	112	5.50
对照组（32 例）	7	6	3.50	9	2.00	17	8.50

表 7　两组主要症状观察

组别	恶心呕吐			腹胀腹痛			腰痛			食欲减退		
	+	++~ +++	均复常 天数	+	++~ +++	均复常 天数	+	++~ +++	均复常 天数	+	++~ +++	均复常 天数
治疗组（144 例）	54	90	2.50	89	55	2.00	63	81	3.50	51	93	4.50
对照组（32 例）	13	19	4.50	17	15	5.50	20	12	5.75	11	21	7.00

讨论与体会

　　流行性出血热发展到少尿期，出现不同程度的肾功能衰竭，从轻度氮质血症到严重尿毒症，血尿素氮一般明显异常，肌酐异常；尿蛋白增多，有的甚至出现管型，或尿中有血性膜状物。临床表现有厌食、恶心呕吐、腹胀腹痛、尿少尿闭等尿毒症症状。此时若误治失治可并发弥散

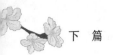

性血管内凝血(DIC)、高血容量综合征、急性肺水肿、内环境失衡、消化道出血甚至颅内出血等,是本病病死率较高的阶段。

本病少尿期的病理基础以"蓄血"为主。其原因为温疫热毒传入营血,热毒与血搏结,以致血热、血瘀交互错杂为患。血蓄下焦,气化不利,瘀热相搏,以致水停及阴伤,故见尿少尿闭;血蓄中焦,肠胃气机升降失常,浊气上逆,恶心呕吐频繁;血蓄上焦,瘀热壅肺,胸满咳喘,痰热蒙心,出现神识恍惚昏糊;血不利则为水,水毒潴留,既可外溢肌肤,又可凌心犯肺,故见喘脱。因此"蓄血"是少尿期矛盾的主要方面,也是泻下通瘀的主要立法依据。

泻下通瘀合剂以凉血通瘀、泻下热毒为主,佐以滋阴生津、利水通便。实践证明疗效显著,四年中共治疗急性肾功能衰竭150例,死亡率降至4%。1985—1986年又设西药"导泻"组,治疗50例,死亡率为36%。两组有明显差异。在肾功能的改善和尿量的恢复等方面均明显优于西药组。如治疗组尿素氮平均复常时间为3.9天,尿量平均复常时间为2天;西药组尿素氮平均复常时间为5.3天,尿量平均复常时间为5天。可见明代吴又可《温疫论》指出的"逐邪勿拘结粪"和"温病下不嫌早"的说法是验之临床的。

本法能清除氮质代谢产物,修复肾功能,改善微循环。药理实验证明本方能增加胃肠推进性蠕动,排泄代谢废物,疏通胃肠道和泌尿道,降低毛细血管的通透性,增加血流量,改善微循环,而且能较快地减轻肾间质、肾周围组织以及腹膜后水肿和腹腔内门静脉压,解除肾血管痉挛,改善肾血流灌注量,修复受损的肾脏,起到了西药高效利尿剂所不能起到的作用。有部分病例经用西药导泻无效,改用泻下通瘀合剂后获效。

掌握泻下通瘀合剂的用量及配伍是提高治愈率的关键。因患者个体有差异,年龄有大小,受毒有轻重,病情有缓急和妇女妊娠等不同,因而用药剂量亦有轻重之异,既可一剂分数次服,又可日服2~3剂。胃肠中毒症状明显者,可改为高位保留灌肠,每日3次,同样能起到上述效应,一般保留的时间越长越好。若同时合并出血、神昏、抽搐、喘逆者,可分别不同情况适当配合镇惊息风、开窍宁神、泻肺定喘、凉血止血之品,则更能降低病死率,提高治愈率。

八、从"泻下通瘀"法治疗流行性出血热少尿期——谈蓄血、蓄水与伤阴 [①]

流行性出血热(以下简称出血热)少尿期是肾脏损害并发急性肾功能衰竭的危重阶段。1981—1982年度,我们在临床实践中,采用以"泻下通瘀"为主的治法,对曾经用大剂量西药如利尿合剂、利尿酸钠、呋塞米等,以及硫酸镁、甘露醇导泻无效的8例出血热病者,单用或加用泻下通瘀汤剂,除1例自动出院中止治疗外,其余7例均转危为安,取得了颇为满意的疗效。现仅从中医学理论和临床实践对出血热少尿期的病理机制及治疗做一粗浅的探讨。

(一)出血热少尿期病机初探

根据审证求因的原则,中医学认为本病系感受温疫热毒所致,故来势凶猛,发展极为迅速。在卫气营血传变过程中,临床表现:卫分阶段甚为短暂,旋即以气分证为主,并迅速传至营分、血分,形成气营或气血两燔之证;而其病理中心主要在于气、营。通过辨证,结合辨病,分期对照观察,发热、低血压、少尿三期,多见气营两燔之证,其中尤以少尿期最为凶险,死亡率最高,病理变化极其复杂。现概要讨论如下:

1. **蓄血是主要的病理基础**　温邪入里,热毒由气传及营血,火热煎熬,血液稠浊,热与血结,血脉运行不畅,热郁血瘀,则表现瘀热在里的"蓄血"证候。同时可因瘀热阻滞,灼伤血脉,而致动血出血。离经之血又可停积为瘀。症见少腹硬满急痛,身热暮甚,烦躁,谵语,神志如狂或发狂,肌肤斑疹深紫,甚则出现大片青紫瘀斑,衄、咯、吐、下血等。陈光淞有言:"热既与血相结,则无形之邪与有形之血相搏。"吴又可说:"血液为热所搏,变证迭起。"皆指热性病过程中邪入营血、血热与血瘀

① 本文摘录于:周仲瑛.从"泻下通瘀"法治疗流行性出血热少尿期——谈蓄血、蓄水与伤阴[J].新中医,1983(11):1-2.

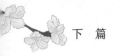

并见而言。

临床所见,本病瘀热内结的"蓄血"证,在病位方面,应注意辨别肠腑、腹腔、肾与膀胱的不同。如瘀阻肠腑,瘀热与有形积滞互结,腑气失于通降,可见腹部胀满急痛,便秘,或便色如漆而不结,此即吴又可所谓:"血为热搏,留于经络,败为紫血,溢于肠胃,腐而为黑,其色如漆,大便反易。"若热伤血络,血溢于腹腔之内,离经之血瘀结成形,腹部可触到明显癥块,胀急而有压痛。若瘀热壅阻肾脏和膀胱,肾关开合失常,下焦气化不利,可见少尿、尿闭;热损血络,可出现血尿。据文献记载,历来多认为蓄血与蓄水病位均在膀胱,前者是热入血分,故小便自利而有神志变化,后者是热在气分,故小便不利而无神志症状。但从实践来看,蓄血证之小便利与不利,实与病位有关,且可因病而异。凡蓄血在少腹、血室、肠道者小便未必不利;如蓄血在肾与膀胱,肾关不通,膀胱热结,气化失司,小便又何以能利? 故吴又可曾经指出:"小便不利,亦有蓄血者,非小便自利便为蓄血也。"妇女在经期发病者,其病情多较一般为重,易见暮则谵语,或清或乱等神志症状,表现"热入血室"的病理变化。他如瘀热弥漫三焦,闭滞血络,灵气不通,神明失用则可见神昏谵语,如狂或发狂等症。

2. 蓄血与蓄水有互为因果的关系　人体内的一切水液,统称津液,为饮食精气所化生,流行于经脉之内者为血,《灵枢·邪客》说:"营气者,泌其津液,注之于脉,化以为血。"存在于经脉之外,布散于组织间隙之中的则为津液。"血得气之变蒸,亦化而为水"(《血证论·吐脓》),水津充足则亦可化而为血。水和血通过脏腑气化作用,可以出入于脉管内外,互为资生转化,保持动态平衡,处于和调状态,这就是通常所说的"津血同源"和水血相关。

在病理情况下,津液和血液任何一方亏耗,都可互为影响。津枯则血少,血耗则津伤,故《灵枢·营卫生会》有"夺血者无汗,夺汗者无血"的说法。另一方面若水和血的输布运行涩滞,亦可互为因果,或血瘀而水停,或水停而血瘀,这就是《血证论·汗血》篇所说"水病而不离乎血""血病而不离乎水"。

就出血热少尿期而言,则多以蓄血为因,蓄水为果,但在病变过程中也可化果为因。一般多为瘀热痹阻下焦,肾和膀胱蓄血,气化不利,"血不利则为水",瘀热与水毒互结,以致"血结水阻",少尿甚至尿闭。或因热在下焦,水热互结,由蓄水而导致或加重蓄血。如水毒内犯五脏,凌心则神昏心悸,犯肺则喘咳气迫痰鸣,侮脾逆胃则脘痞腹满呕恶,伤肝则肢痉抽搐。若水毒泛溢肌表,还可见面肤浮肿,形如尸胖之征。甚则水毒潴留,肾气衰竭,趋向不可逆转的危候。

从上可知,当蓄血发展至蓄水时,并不是单纯水蓄下焦,水毒还可侵犯五脏,外渗体表。同时值得注意的是:蓄水虽属肾和膀胱病变,但肺为水之上源,如肺热气壅,通调失司,可成为导致"蓄水"的病理环节之一。

3. 阴伤与蓄水可以并见　温病有余者火,不足者水,出血热"热入营血",热与血结,既可致血瘀,同时也必然耗伤阴血,表现"阴亏蓄血"的证候;若瘀热灼伤肾阴,肾的化源涸竭,不仅有阴津耗伤的全身症状,且可见尿少溲赤,甚至尿闭,故治疗当以救阴增液保津为要着,忌用分利、导泻、通瘀等法,但从临床实际来看,综合应用这些治法,其疗效又往往优于单纯滋阴生津。由此说明,出血热少尿期虽有阴伤的一面,同时还有瘀热水毒的壅结,多属本虚与标实相错,有时且以标实为主要方面。因此,治疗也不能执一而论。

一般来说,阴伤为津液的亏耗不足,蓄水是体液的停聚潴留,在病理上本属对立的两种不同倾向,但在某些特殊情况下也可同时并见,因瘀热在里,弥漫三焦,热毒不但伤津耗液,同时也会影响三焦的气化功能,津液不能正常敷布,反而停积成为有害的"邪水",以致阴液不足与水毒蓄结并呈。若血蓄下焦,或水热互结,瘀热水毒壅阻肾和膀胱,气化不利则可见下焦蓄水证;或因热与血搏,脉道不利,津液失于输化而水停肌肤之间,即表现小便赤少不利,面肤浮肿,且见口渴、身热、舌质红绛甚至卷缩、苔焦黑、脉细数等症。如吴又可即曾指出:"时疫潮热而渴……外有通身及面目浮肿,喘急不已,小便不利,此疫兼水肿,因三焦塞闭,水道不行也。"

综上所述,出血热少尿期的病理机制,主要表现为三实一虚,三实指热毒、血毒、水毒的错杂为患,一虚指阴津的耗伤。因此治疗时,必须

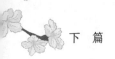

全面考虑,权衡主次,采取相应的处理。

(二) 治疗大法及方药组成

治疗大法以泻下通瘀为主,兼以滋阴利水,以达到泻下热毒、凉血散瘀、增液生津、通利二便的目的。

基本方药及配伍:基本方药方宗《温疫论》桃仁承气汤及《温病条辨》增液承气汤、导赤承气汤,《伤寒论》猪苓汤,《千金》犀角地黄汤等加减出入。药用大黄泻下通便,凉血解毒,化瘀止血,便秘者可重用之,合芒硝、枳实以加强通腑泻热;伍生地、麦冬滋阴生津,配白茅根凉血止血,清热生津利尿,木通利水泄热;桃仁、牛膝活血化瘀。水邪犯肺,喘咳气促不得卧加葶苈子泻肺行水;血分瘀热壅盛,加用水牛角、丹皮、赤芍等凉血化瘀,津伤明显,舌绛干裂,口干渴,可合入玄参,取增液汤全方以滋阴生津,小便赤少不畅,可再加阿胶、猪苓、泽泻、车前子等滋阴利水。上药加水煮取头、二煎,混合均匀,分2次口服,每6小时1次,每日1剂,重症日服2剂,呕恶不能进药者,可予保留灌肠,每日2~3次,但以口服疗效较为满意。

(三) 临床应用与治疗效果

1. 适应指征　在出血热少尿期,无论其发热与否,凡见到小便赤涩量少,欲解不得,甚至尿闭不通,血尿或尿中夹血性膜状物,大便秘,小腹胀满或拒按,心烦不寐,神志烦躁或不清,呕恶频繁,面部水肿,舌质红绛,苔焦黄或光红少苔,脉小数等症者用之。

2. 药效观察　一般均在用药4~8小时排出稀水便3~5次,首次量约20ml左右,以后每次约100ml以上,小便量多在大便通后开始增多,次日尿量均达50ml以上,总出水量均在100ml以上,经2~3天进入多尿期,或越过多尿期,直接进入恢复期。

(四) 几点体会

1. 泻下通瘀可利大小便　临证所见,应用泻下通瘀药若能大便通利,小溲亦可随之增多。这说明如能邪从下祛,腑气通畅,下焦瘀热壅结的病理状态得到好转,则肾的气化功能也可获得相应改善,而小便自行。吴又可说:"小便闭,大便不通,气结不舒,大便行,小便立解,误服行气利水药无益。"

2. 滋阴生津可通二便　温为阳邪,最易伤阴,肠腑津伤无水行舟则大便秘结不行,肾阴耗伤,化源涸竭,则尿少或闭。故滋阴不但可以"增水行舟",通利腑气,且可助肾化水,通利小便。

3. "急下存阴",祛邪可以扶正　因瘀热下趋,邪从腑出,自可达到存阴保津的目的。据临床观察,若在发热期发现少尿倾向时早用下法,可以减少少尿的发生,缩短少尿期病程。同时在发热中、后期用之亦未发现有导致低血压休克的情况。必要时有连用三、五日,日服两剂者。这与温病"下不厌早"和"下中有补"等论点颇为符合。

4. 通瘀能够止血、利尿　出血热少尿期常合并不同程度的出血,严重的有多腔道出血,这是由于瘀热里结,灼伤血络,迫血妄行所致。应用凉血化瘀药,抑阳和阴,不但无动血之弊,且可取得通瘀散血、止血的效果。若"蓄血"在肾和膀胱,因血瘀而水停,尿少或闭者,应用通瘀之品,且可疏通肾脏壅结的瘀热,达到通利小便的目的。

5. 祛除水毒可使津液归于正化　出血热少尿期,瘀热壅结,水津失于输布而致下焦"蓄水",或水毒泛溢肌肤,影响他脏者,在泻下、通瘀、滋阴的同时,配合行水利尿,既可促使"邪水"的排泄,且有助于三焦气化的宣通,使津液归于正化,纠正因水津不能敷布而导致的伤阴。

总之,根据临床实践,对出血热少尿期的治疗,主要以通下为原则,它包括下邪热、下瘀血、下水毒等几个方面,通过与滋阴生津法配合,可具备增液通腑、通瘀散结、滋阴利水等多种综合作用,取得较好效果。

九、行气活血开闭固脱法治疗休克的机理研究 [①]

休克是一种急性循环功能不全综合征,其发生的基本原因是由血

① 本文摘录于:周仲瑛. 行气活血开闭固脱法治疗休克的机理研究[J]. 中医药学刊,
　2003,21(08):1223-1241.

循环量不足引起全身组织和脏器的血流灌注不良,导致缺血、缺氧、微循环瘀滞、代谢紊乱和脏器功能障碍等一组病理生理改变,其主要临床特点为血压下降,收缩压 10.61kPa(80mmHg)以下,脉压小于 2.7kPa(20mmHg),心排血量降低、心率增快、脉搏细弱而数、全身无力、皮肤湿冷、面色苍白或发绀、静脉萎陷、尿量减少、烦躁不安、反应迟钝、神志模糊,甚至昏迷等。根据其临床表现及病理演变过程,类同于中医学的厥脱。

中医学所称之厥脱,是指厥与脱的综合征,为常见的危重急症。厥与脱既有区别,又有联系,厥指邪热内陷或阴寒内盛所致四肢逆冷的病症,偏于邪实;脱乃阴阳气血的衰竭,主在正虚。部分厥证可以由轻转重而致脱,两者既有先后、因果、虚实、轻重之不同,但因转化急速,又常易并见,故早期方书每以厥概脱,或以脱概厥。临床主要表现为手足厥冷、脉微欲绝、汗多肤凉、面色青紫、气息微弱或浅促、神志烦躁或淡漠、甚至昏昧、测血压下降等。与现今之休克名异而实同,故有必要从厥脱的理论探讨中医对休克发病机制的认识及其辨治规律。

(一)理论探析

1. 立论依据　中医学对厥与脱均已早有记载,厥源于《素问·厥论》篇:"厥之寒热者何也?岐伯对曰:阳气衰于下,则为寒厥;阴气衰于下,则为热厥。"又云:"厥……或令人暴不知人。"《伤寒论》明确指出手足逆冷为厥之主症,如"厥者,手足逆冷者是也"。故《证治汇补》概括指出"世以卒然昏冒为厥,方书以手足厥冷为厥",明确提示厥证含义有二:一指肢体或手足逆冷的症状,亦称厥逆;一指突然失去知觉、不省人事(同时伴有四肢厥冷)的病证。脱的病性多类,为多种疾病病情突变时的危重衰竭证候。脱证之名出于《灵枢·决气》篇,有精脱、气脱、津脱、液脱、血脱等记载。《难经》则概述为阴脱、阳脱。及至明清,基于临床实际,又将厥与脱并论,如《景岳全书·杂证谟·厥逆》云"若素纵情欲,以致精气之源伤败于此,则厥脱晕仆等病亦因于此",并将气厥与气脱、血厥与血脱合论,以示其区别和联系,阐明脱乃由厥转虚之危候。如云"气厥之证有二,以气虚、气实皆能厥也。气虚卒倒者,必其形气索然,色清白,身微冷,脉微弱,此气脱证也""血厥之证有二,以血脱、血逆皆能也"。清·吴鞠通指出温热病容易出现厥脱,且预后严重,如《温病条辨》云"春温内陷下痢,最易厥脱",描述了邪毒内陷所致厥脱的危重趋势,为现今将"厥脱"作为一个独立的病证名称提供了论据。

2. 发病机理析要　由于休克所表现的厥脱重症,是多种疾病的危重转归,故其病因涉及外感六淫邪毒、情志内伤、剧痛惊恐、失血耗津、久病虚衰等诸多方面。如《医述·厥》云"或外因六淫,内因七情、气血痰食,皆能阻遏运行之机,致阴阳二气不相接续而作厥焉",概言之,总由外感、内伤多种原因所引起。论其发病机理,概要而言有如下数端。

(1)总属阴阳之气不相顺接:《伤寒论》云:"凡厥者,阴阳气不相顺接,便为厥。"吴鞠通提出,"厥者,尽也,阴阳极造其偏,皆能致厥",说明厥有"尽极"之意,为阴阳偏极之变。若进一步发展可以出现阴阳离决致脱的危候。因人体阴阳升降出入,既济互根,以平为期。在疾病过程中,若两者的动态平衡失调,出现阳盛阴虚,热毒里陷,阳气内郁,不能外达四肢;或阴盛阳虚,阳为阴寒所陷,不能温达四末,皆可致阴阳不相顺接而为厥脱。故其病理表现有寒热之殊。证之临床,寒厥阳亡证与现今所称之冷型休克(低排高阻型)类同。而热厥阴伤证与温型休克(高排低阻型)类似。

(2)气滞络瘀,脉道不利,是其重要的病理基础:气化于阳,血属阴类,阴阳不相顺接,必然导致气血失调,气为血帅,血为气母,血之所以周流不息,全赖气之推动,气滞则血瘀,血瘀气必滞。若外邪闭阻,热毒里陷,阳气内郁,或阴寒直中,阳不外达,壅遏气血,必致气滞血瘀;内伤正虚,阴阳气血耗竭,脏气损伤,阳衰气弱,气不运血,或阴虚血少,脉络不充,均可致气病及血,血病及气,而致气滞与血瘀互为因果同病,形成气机郁闭、络脉瘀阻的病理表现。于此可知,气滞络瘀实是厥脱诸多证候的共有病理基础,与现代关于休克的微循环障碍学说颇相吻合。

(3)虚实夹杂,内闭外脱,而以虚为主:厥脱原始病因虽有多端,但总不外乎外感、内伤两类,常见由厥致脱、由实致虚的演变过程,故其病性特点多属虚实夹杂,而其病理转归又总以正虚为其主要方面。外感多为因实致虚,因热毒里陷,势必伤阴耗液,阴寒内盛,多致阳气虚衰。

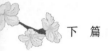

内伤常可虚中夹实,因阴虚由热损,阳衰则寒盛。气滞络瘀既可因于热毒、阴寒等病邪的壅塞,亦可由于气血因虚而滞,气机郁闭于内,阴阳气血耗脱于外,表现内闭外脱,甚则正气虚脱。同时,必须理解,"闭"不仅是病邪的郁闭,更重要的是气血的郁闭,此即《广温热论》所云"内闭者络闭"。这些病理特点,颇与现今之感染性及过敏性、神经精神原性休克类似。

(4)多脏同病,整体衰竭,重点在于心肾:厥脱虽是多脏器、多系统的整体性失调,脏腑功能衰竭,但其重点在于心肾两脏。因心为火脏,主血脉而藏神明,为十二官之主,肾为水脏,藏阴精而寓元阳,肾阴、肾阳为诸脏阴阳之本,心肾相交,水火升降既济,则脏腑阴阳自能平调,若心肾阴阳水火不能互济,势必导致各个脏腑阴阳的整体性失调。因心脉瘀滞,心神失用;真元衰败,肾失司化,而表现心肾阳衰或心肾阴竭的危候。这与现今认为休克心肾功能衰竭是其危重病理表现所见相同。

(5)行气活血、开闭固脱是治疗休克的基本大法:由于休克(厥脱证)的病机关键是气滞络瘀,内闭外脱。一方面表现为气机郁闭,络脉瘀阻;另一方面又表现为虚实夹杂,邪闭于内,正脱于外。故当气血同治,抗厥开闭与扶正固脱合法,但气滞络瘀既可因于邪实,亦可源于正虚,还有气病及血、血病及气的先后与主次,热毒、寒盛、气虚、血虚等不同病理因素;正气虚脱又有阴阳之分及其兼夹转化关系,因此,临证还当针对病证具体情况,辨证采用相应治法方药。

(二)临床研究

1. 临床资料摘要　自1992年12月至1995年12月,治疗213例休克(厥脱)患者。从"气滞络瘀、内闭外脱"立论,以行气活血、开闭固脱为基本大法,辨证选用相应具体治法,对热毒内陷证用行气通脉法,气阴耗竭证用益气救阴法,正虚阳亡证用回阳救逆法。据此,研制治疗休克(厥脱)的系列中药制剂,抗厥通脉、救阴生脉、回阳复脉等静脉注射液,进行临床验证,另设对照组77例(西药多巴胺或间羟胺常规治疗)。制定诊断及辨证标准、疗效评定依据,两组基础治疗相同,在扩容、纠正酸碱平衡、电解质失调的基础上,分别加用上药,同时进行病因治疗。通过疗效分析,治疗组总有效率为94.37%,病死率为5.63%;对照组分别为77.9%、22.08%,两组相比,有显著差异,P<0.01。辨证组亦优于辨病组,P<0.05。

临床观察表明,抗休克系列三方,均有升压、稳压作用,药后血压复常时间($\bar{x} \pm SD$,小时),辨证组 5.03±4.12 小时,辨病组 7.11±6.81 小时,对照组 16.25±12.57 小时。辨证组、辨病组与对照组比较,P 均 <0.01,当血压回升至正常后,治疗组需要维持的时间较短,随着血压的回升,神志、心率、尿量、肢厥、发绀、指压再充盈等复常时间,治疗组均明显短于对照组。说明辨病结合辨证用药优于单纯的辨病组,临床观察抗厥通脉注射液用药前后对血液流变学的影响,提示具有明显降低全血比黏度、血浆比黏度、血沉、血细胞比容、改善红细胞的流动性及微循环等作用。药物安全性考察,未见明显毒副反应。

2. 辨证诊断依据

热毒内陷证　主症:发热或高热;烦躁不安或神志昏愦;四肢凉或厥冷、胸腹灼热;舌红或红绛;脉细数。次症:口渴欲饮;或见便秘、尿赤;或肌肤斑疹隐隐。

气阴耗竭证　主症:身热骤降;烦躁不安或神志淡漠;颧红;气短;身出黏汗;舌质红少津;脉细数无力或模糊不清。次症:口干、不欲饮;四肢凉而欠温;心慌不宁。

正虚阳亡证　主症:面色苍白;四肢厥冷;冷汗淋漓;神志淡漠或昏昧;舌质淡白;脉微细欲绝。次症:唇绀;蜷卧,形寒,不发热;气促息微。

凡具有主症4项、次症1项即可诊断。

兼证(基础证)气滞络瘀证　面黯,口唇青紫,皮肤瘀斑、花纹,腹胀,舌质暗紫,脉沉细涩或结。

3. 临证体会

(1)求因识病,辨证论治,是提高中医药疗效的关键:由于休克(厥脱)是外感、内伤多种病因所致的危重急症。为此,应该审证求因,辨证结合辨病,重视病原治疗,分别采取针对性措施,配合基础治疗,把治证与治病做到有机的结合,才能有利于提高疗效。

（2）虚实并顾，邪正合治，分清主次：由于厥脱每常表现为虚实相兼，闭脱互见，且有由实转虚的演变过程。为此，既应虚实并顾，邪正合治，又当根据邪正虚实主次的动态变化辨证治疗。邪实厥闭者，祛邪开闭为主，审其寒热施治，同时匡正以祛邪，扶正以防脱；正虚欲脱者，扶正固脱为主，辨其阴阳救疗，同时，注意祛邪治其因，邪去则正复。

（3）既应辨证，又应治随证转：由于厥脱本属危急之症，阴阳寒热虚实转化极快，往往变生顷刻，故临床既应辨证，但又不可守证，必须随病机动态转化相应处理，辨证系列三方，即是针对从厥闭到厥脱、从气阴耗竭到气脱阳亡而分别立法制方的。临证尤其要掌握病机转化时的错综兼夹情况施治，如对热厥气脱者，当在清热开闭的基础上，益气（养阴）固脱，热厥转寒者，当予回阳救逆，阴竭阳亡之危证，则应救阴与回阳并重。

（4）采取多法综合救疗：厥脱既属急症，必须强调急治、早治，采用多法综合救疗，改进剂型和给药方法，从多途径、各个不同病理环节加强措施。重视主要相关兼证的治疗，如对昏迷、癃闭、喘脱、痉厥、出血等的救治，从而提高其抢救成功率。

附：病案举例

[**例一**] 张某，男，40 岁。因发热伴头痛，腰痛 6 天入院。入院体查：体温 36.5℃，脉搏 120 次 /min，呼吸 24 次 /min，血压 5.33/0kPa（40/0mmHg），酒醉貌。周身皮肤可见瘀斑，双腋下、软腭可见出血点，球结膜中度水肿，心率 120 次 /min，律齐，心音低，两肺（−），肝脾（−），双肾区叩痛。中医诊断为热厥证，西医诊断为暴发性肝衰竭。

入院即给予扩容并用抗厥通脉注射液 2 支，血压迅速由 5.33/0kPa（40/0mmHg）上升至 9.47/8.0kPa（71/60mmHg），继以 4 支抗厥通脉注射液加入 10% 葡萄糖注射液 250ml 静滴巩固维持，血压于 12 小时后仍稳定在 13.33/9.33kPa（100/70mmHg），尿量从无到有，每日 800ml，继对原发病治疗，第 10 日进入多尿期，住院 18 日痊愈出院。

[**例二**] 戈某，男，11 岁。发热 6 天，不省人事 2 天，在 1 小时内呕血约 100ml，于 1992 年 5 月 4 日入院。西医诊断为病毒性脑炎并发应激性溃疡，上消化道大出血、失血性休克。中医诊断：血脱证。入科体

查:神志不清,唇色发绀,双眼压眶反射消失,呼吸浅表,四肢厥冷,大汗淋漓,血压"0",心音低,心率 140 次/min,两肺少许痰鸣音,肝脾肋下未扪及,神经系统未引出病理反射。实验室检查:血红蛋白 90g/L,红细胞计数 3.0×10^{12}/L,白细胞计数 13×10^9/L,中性粒细胞百分比 78%。大便潜血(+),心电图:TV5 波低平。入科后,除基础病治疗外,给输血 400ml,平衡盐液 1 000ml。多巴胺、间羟胺各 2 支,加入 10% 葡萄糖注射液 250ml 静滴,血压由"0"回升至 9.33/5.33kPa(70/40mmHg),1 小时后又复降至 5.33/2.6kPa(40/20mmHg),改用抗厥通脉注射液 2 支加入 50% 葡萄糖注射液 40ml 静推,20 分钟后,血压升至 9.47/8.0kPa(90/60mmHg),继以 4 支抗厥通脉注射液加入 10% 葡萄糖注射液 150ml 静滴维持,12 小时后,血压仍稳定在 13.33/8.0kPa(100/60mmHg),病人安静,呕血止,唇色红,继则进行基础病治疗,于入院后第 11 日病人神清,1992 年 5 月 31 日出院。1992 年 8 月 5 日随访:记忆力、四肢活动等均已恢复病前的健康状态。

(三) 机理探讨

实验研究表明:抗休克系列三方对多种休克模型均有迅速明显升压效应,稳压时间长,能增加肾血流量,心肌收缩力,明显降低外周阻力,心肌耗氧量,血细胞黏滞性、聚集性,改善微循环,减轻组织缺血缺氧,降低内源性致伤因子(如皮质醇、内皮素、血浆血管紧张素、肿瘤坏死因子等),降低重要脏器的脂质过氧化物,稳定生物膜,保持线粒体、溶酶体等细胞超微结构和功能,阻止 DIC 形成,减轻组织细胞坏死等作用,提示抗休克三方具有多环节整体效应,为疗效机理提供了客观依据。兹从中医学理论探析如下:

1. 行气活血,宣郁开闭,有助于改善微循环　由于气滞络瘀、邪闭正脱,可使气血广泛瘀滞脉内,导致微循环障碍,组织细胞血流灌注不足,成为休克的发病基础,而行气活血可以疏畅络脉,宣通气血之郁闭,因而起到改善微循环,降低血细胞的黏滞性、聚集性,增加其流动性等作用。

2. 扶正固脱,益阴助阳,可以保护细胞功能　厥脱的发病关键是阴阳不相顺接,进而阴阳离决,从层次上说不仅有整体的、脏腑局部的阴阳失调,还应看到细胞是机体结构和功能的基本单位,阳化气,阴成形,细胞结构为阴,功能为阳,阳无阴则无以生,阴无阳则无以化,通过扶正固脱补阴以生气,益气以化阴,可使气机升降出入的紊乱得到纠正,阴阳气血得以顺调,使休克得到逆转。实验证明,抗休克三方,能抗氧化,抑制脂质过氧化物的生成,稳定细胞生物膜,保护线粒体和溶酶体的结构完整和功能正常。

3. **行气活血,扶正固脱,具有明显升压、稳压效应**　行气活血与扶正固脱的复合应用,不仅能通利脉络,升高血压,而且能从多环节改善脏腑功能,使休克的危重症状得到较快逆转,同时临床资料和实验证实,不仅有迅速、明显升压作用,且有稳压优势。提示复合组方有更广泛的多向效应。

4. **行气活血,扶正固脱,可以改善心肾功能**　心肾水火的升降既济,在整体气机的调畅中起重要作用,神志烦躁、淡漠、昏昧、脉疾无力、汗冷、尿少尿闭,都是心肾虚衰的表现。临床应用抗休克三方能有效改善上述症状,起到息平、脉宁、汗止、固脱之效,并在升压的同时,明显增加肾血流量,使心率减慢,心音增强,脉搏有力。实验亦表明:抗休克三方能疏通肾络、保护肾功能,显著增强心肌的收缩性能,降低左室舒张末压和心肌耗氧量,缩短等容收缩时间,明显增加每搏指数和心指数,降低总外周阻力。提示对心肾功能有良好的改善作用。

十、抗厥注射液治疗休克(厥脱)的机理研究 [①]

休克(厥脱)是临床常见的重危急症,是导致死亡的主要原因之一,根据其气滞络瘀、内闭外脱的病理特点,我们采用具有行气活血、开闭固脱功效的药物研制成抗厥注射液,进行临床及实验研究,初步阐明其作用机理,现总结如下。

---

① 本文摘录于:金妙文,周仲瑛,方泰惠,等.抗厥注射液治疗休克(厥脱)的机理研究[J].中国中医急症,2001,10(1):9-12.

(一) 临床研究

1. 临床资料 本研究 166 例,西医诊断、分度及中医辨证标准参照文献标准,随机分为治疗组(抗厥组)和对照组。治疗组 89 例,男 51 例,女 38 例;年龄 18~63 岁,平均 41 ± 18 岁。对照组 77 例,男 44 例,女 33 例;年龄 19~64 岁,平均 42 ± 16 岁。辨证分型:热毒内陷证、气阴耗竭证治疗组分别为 64 例、25 例;对照组分别为 57 例、20 例。休克分度:轻度、中度、重度治疗组分别为 29 例、33 例及 27 例;对照组分别为 35 例、27 例及 15 例。

2. 治疗方法 两组基础治疗相同,在扩容、纠正酸碱平衡及电解质失调的基础上血压不能回升者,分别用下述药物,同时进行对因治疗。治疗组:当收缩压 >6.7kPa(50mmHg)者,应用抗厥注射液 30~40ml 加入 10% 葡萄糖注射液 250~500ml 内静滴,视血压调整滴速,血压上升至正常范围内 8 小时后逐渐减量,血压稳定 12 小时后停药;当收缩压 <6.7kPa(50mmHg)者,应用抗厥注射液 10ml 加入 50% 葡萄糖注射液 20ml 内缓慢静注,血压回升至正常范围后改为静滴,方法同上,必要时可重复 1 次。对照组:应用多巴胺或加间羟胺,剂量为常规用量。两组若用药后 3 小时内血压不能回升,或静注无升压效应者,应寻找休克的其他原因或酌情改用其他血管活性药物。

3. 疗效评定标准 参照《中药新药临床研究指导原则》(卫生部药政管理局 1993 年),分为显效、有效、无效 3 级。

4. 治疗结果

(1) 总疗效比较:治疗组 89 例,显效 72 例(80.90%),有效 12 例(13.48%),无效 5 例(5.62%),总有效率 94.38%;对照组 77 例,显效 38 例(49.35%),有效 22 例(28.57%),无效 17 例(22.08%),总有效率 77.92%。提示治疗组疗效明显优于对照组(P 均 <0.01)。

(2) 给药后症状、体征变化:血压回升时间治疗组和对照组分别为 24.02 ± 15.06min 及 42.60 ± 26.32min,血压复常时间分别为 5.03 ± 4.12h 及 16.25 ± 15.57h,心率复常时间分别为 2.87 ± 1.92h 及 16.53 ± 9.04h,尿量复常时间分别为 4.21 ± 3.12h 及 13.10 ± 8.41h,神志复常时间分别

为 2.10 ± 1.18h 及 21.63 ± 19.80h,肢厥消失时间分别为 4.21 ± 3.97h 及 14.37 ± 10.91h,汗出消失时间分别为 2.97 ± 1.78h 及 22.30 ± 16.18h,发绀消失时间分别为 2.81 ± 1.42h 及 13.24 ± 9.41h,指压消失时间分别为 2.93 ± 1.27h 及 15.10 ± 13.64h。经统计学处理,治疗组症状、体征消失或复常时间明显优于对照组(P 均 <0.01)。

（3）给药前后血液流变学变化情况:见表 1。表明抗厥注射液能明显改善血液流变学各项指标,降低血液黏度。

表 1　抗厥注射液对血液流变学的影响($\bar{x} \pm SD$)

类别	全血黏度 /(mPa·s)		血液黏度 /(mPa·s)	血沉 /(mm·h⁻¹)	血细胞比容 /%	红细胞电泳 /s
	高切(150/s)	低切(8/s)				
正常值	4.25 ± 0.41	6.15 ± 0.52	6.15 ± 0.09	16.00 ± 7.00	45.00 ± 2.13	16.50 ± 0.85
药前值	5.43 ± 0.47	7.96 ± 1.58	1.72 ± 0.16	30.22 ± 11.98	53.56 ± 6.62	20.84 ± 0.85
药后 24h	4.70 ± 0.48**	6.55 ± 0.87*	1.63 ± 0.09	26.11 ± 4.12	49.11 ± 4.12	19.84 ± 0.57**
药后 48h	4.33 ± 0.33**	5.58 ± 0.49**	1.57 ± 0.05*	21.56 ± 3.17*	46.56 ± 3.17	18.86 ± 0.77**

注:与药前相比,*P<0.05,**P<0.01。

（二）实验研究

1. 抗心源性休克作用的研究　取健康青紫蓝家兔,随机分为生理盐水组 7.5ml/kg、抗厥组 13.5g/kg,用 3% 戊巴比妥钠 30mg/kg 耳缘静脉麻醉,背位固定于手术台上,剪去颈部、胸部和右上肢内侧的毛。分离气管并插入气管插管;分离股静脉插入静脉插管,缓慢恒速输入生理盐水(约 4ml/min);分离股动脉插入动脉插管(管内充满 500U/ml 的肝素生理盐水)以测量动脉血压;于胸骨正中开胸,同时接人工呼吸机,剪开心包膜,缝于胸壁,做成荷包摇篮。结扎冠状动脉前降支根部,观察并记录冠状动脉结扎前、后的血压值。待收缩压下降≤9.3kPa(70mmHg),并能维持 10min 时,于股静脉注射抗厥注射液,随之继续滴注,药物浓度为 0.07g/ml(滴注速度同前)。用八导生理多用记录仪记录给药前后家兔血压、心率指标的变化,并观察家兔的存活情况。

（1）对血压、心率、4h 存活率及心肌组织学的变化：见表 2~ 表 5。实验结果表明，在结扎家兔冠状动脉前降支根部造成休克后给药物，抗厥组能明显升高心源性休克家兔的血压及降低心率，并减少休克家兔 4h 内的死亡数，提高其存活率，与生理盐水组比较差异显著（$P<0.01$）；对休克家兔心肌早期病理多项变化保护作用亦优于生理盐水组。提示抗厥注射液具有抗心源性休克作用。

表 2　抗厥注射液对休克家兔血压的影响（$n=9, \bar{x} \pm SD$）

组别	剂量/$(g \cdot kg^{-1})$	结扎前			休克后 10min			给药后 120min		
		动脉收缩压	舒张期动脉压	平均动脉压	动脉收缩压	舒张期动脉压	平均动脉压	动脉收缩压	舒张期动脉压	平均动脉压
生理盐水组		15.2 ± 3.3	10.6 ± 2.3	12.4 ± 2.3	8.1 ± 1.0*	5.1 ± 1.2#	6.3 ± 0.9#	6.9 ± 1.6	4.8 ± 1.7	5.5 ± 1.5
抗厥组	13.5	14.5 ± 3.9	9.0 ± 1.8	11.0 ± 2.0	7.7 ± 1.3*	4.9 ± 0.8*	6.1 ± 1.1*	10.1 ± 1.3☆	5.6 ± 1.5	8.0 ± 1.7☆

注：与结扎前比较，#$P<0.05$，*$P<0.01$；与给药前比较，☆$P<0.01$。

表 3　抗厥注射液对休克家兔心率的影响（$n=9, \bar{x} \pm SD$）

组别	剂量/$(g \cdot kg^{-1})$	结扎前	休克后 10min	给药后 120min
生理盐水组		250.6 ± 26.5	164.1 ± 38.2#	141.5 ± 49
抗厥组	6.75	247.1 ± 32.6	171.4 ± 39.8##	188.6 ± 22.2*

注：与结扎前比较，#$P<0.05$，##$P<0.01$；与给药前比较，*$P<0.05$。

表 4　抗厥注射液对休克家兔 4h 存活率的影响（$n=9$）

组别	剂量/$(g \cdot kg^{-1})$	存活数/只	存活率/%
生理盐水组		2	22.2
抗厥组	13.5	7	77.8*

注：与给药前比较，*$P<0.01$。

表5　抗厥注射液对心源性休克所致心肌组织学的影响($\bar{x} \pm SD$)

组别	左心室前壁及中隔心肌改变					左室乳头肌		出血
	波浪形成	肌浆凝固	空泡变性	断裂	炎细胞	空泡变性	肌浆凝固	
生理盐水组	2.3 ± 0.5	2.7 ± 0.4	2.3 ± 0.4	1.3 ± 0.4	1.2 ± 0.3	2.1 ± 0.5	2.2 ± 0.4	0.7 ± 0.2
抗厥组	$1.7 \pm 0.5^*$	$2.1 \pm 0.4^{**}$	$1.7 \pm 0.3^{**}$	$0.6 \pm 0.2^{**}$	$0.7 \pm 0.2^{**}$	$1.4 \pm 0.3^{**}$	$1.5 \pm 0.3^{**}$	$0.3 \pm 0.1^{**}$

注:与给药前比较,$^*P<0.05$,$^{**}P<0.01$。

（2）皮质醇（CoR）、内皮素（ET）、血管紧张素Ⅱ（ANGⅡ）、肿瘤坏死因子（TNF）的变化:见表6、表7。实验结果表明,在结扎家兔冠状动脉前降支根部造成休克后给予抗厥注射液能明显降低心源性休克家兔血浆 CoR、ET、ANGⅡ、TNF 水平,与给药前比较,差异显著（$P<0.05$）。

表6　抗厥注射液对休克家兔血浆皮质醇、内皮素的影响($n=9, \bar{x} \pm SD$)

组别	剂量/ ($g \cdot kg^{-1}$)	皮质醇/($ng \cdot ml^{-1}$)			内皮素/($pg \cdot ml^{-1}$)		
		结扎前	休克后 10min	给药后 120min	结扎前	休克后 10min	给药后 120min
生理盐水组		$394.04 \pm$ 173.35	$641.83 \pm$ $230.75^\#$	$624.65 \pm$ 287.15	$578.58 \pm$ 223.72	$1\,020.36 \pm$ 541.74	$1\,101.26 \pm$ 508.37
抗厥组	6.75	$386.46 \pm$ 186.17	$651.79 \pm$ $237.11^\#$	$392.80 \pm$ 197.79^*	$576.46 \pm$ 282.24	$963.97 \pm$ 371.38	$632.02 \pm$ $254.52^\#$

注:与结扎前比较,$^\#P<0.05$;与给药前比较,$^*P<0.05$。

表7　抗厥注射液对休克家兔血浆血管紧张素Ⅱ、肿瘤坏死因子的影响($n=9, \bar{x} \pm SD$)

组别	剂量/ ($g \cdot kg^{-1}$)	血管紧张素Ⅱ/($pg \cdot ml^{-1}$)			肿瘤坏死因子/($ng \cdot ml^{-1}$)		
		结扎前	休克后 10min	给药后 120min	结扎前	休克后 10min	给药后 120min
生理盐水组		$1\,465.78 \pm$ 241.69	$1\,698.36 \pm$ $214.92^\#$	$1\,728.87 \pm$ 263.62	$15.53 \pm$ 11.26	$30.68 \pm$ $14.35^\#$	$27.04 \pm$ 14.06
抗厥组	6.75	$1\,436.34 \pm$ 393.00	$1\,676.92 \pm$ $230.73^\#$	$1\,473.31 \pm$ 124.45^*	$14.85 \pm$ 13.61	$29.63 \pm$ $11.39^\#$	$21.42 \pm$ 12.59^*

注:与结扎前比较,$^\#P<0.05$;与给药前比较,$^*P<0.05$。

2. 抗感染性休克的研究　败血症休克大鼠模型参照文献方法
（略），各造模动物一般在静滴大肠杆菌内毒素后，很快出现呼吸急促、
流涎、稀便、循环淤血（如发绀、耳缘静脉淤血等症状），心跳加快，多数
于半小时内血压由术前的 12.8 ± 0.9kPa 下降至 5.8 ± 0.98kPa。此时，对
造模成功的动物分别经股静脉给予相应的药物，4h 后各组动物存活率
10%（1 只）、抗厥组 80%（8 只）、对照组 60%（6 只）。

（1）血压、心率变化情况：见表 8。

表 8　各组模型动物给药后血压（kPa）、心率（次 /min）比较（$\bar{x} \pm SD$）

组别	剂量 / （g·kg⁻¹）	给药前			给药后 30min		
		SAP	DAP	HE	SAP	DAP	HE
生理盐水组		8.8 ± 1.5	6.8 ± 1.8	180.6 ± 24.3	7.1 ± 1.4	6.0 ± 0.9	176.5 ± 32.4
抗厥组	13.5	8.7 ± 1.2	7.0 ± 0.4	186.5 ± 17.8	11.8 ± 1.9##	8.7 ± 1.2##	184.20 ± 12.3
西药对照组	0.5	8.8 ± 0.9	7.2 ± 0.9	181.3 ± 26.3	10.0 ± 1.4##	7.6 ± 2.3##	184.3 ± 14.6

组别	剂量 / （g·kg⁻¹）	给药后 60min			给药后 120min		
		SAP	DAP	HE	SAP	DAP	HE
生理盐水组		7.9 ± 1.3	5.8 ± 1.4	164.6 ± 23.8	6.2 ± 0.81	5.0 ± 0.03	160.0 ± 14.6
抗厥组	13.5	12.2 ± 1.3##	8.9 ± 1.4##	180.4 ± 16.8#	11.9 ± 3.4##	8.8 ± 1.5##	166.3 ± 11.2##
西药对照组	0.5	10.6 ± 2.3	7.6 ± 0.5	188.2 ± 13.4#	7.3 ± 1.6##	5.4 ± 0.9##	180.1 ± 20.9#

注：与给药前比较，#$P<0.05$，##$P<0.01$

（2）给药 2h 后超氧化物歧化酶（SOD）、丙二醛（MDA）、肿瘤坏死因
子（TNF）、内皮素（ET）、一氧化氮（NO）的改变情况：见表 9。表明抗厥
组、西药对照组均优于生理盐水组（$P<0.05$ 或 <0.01），抗厥组与西药对
照组相比较，抗厥组优于西药对照组，尤以 SOD 升高、MDA 及 ET 下降
明显（P 均 <0.05）。

表 9　给药 2h 后 SOD、MDA、TNF、ET、NO 的改变情况（$\bar{x} \pm SD$）

组别	剂量 / (g·kg^{-1})	SOD/ (ng·ml^{-1})	MDA/ (μmol·L^{-1})	TNF/ (μg·L^{-1})	ET/ (μg·L^{-1})	NO/ (μmol·L^{-1})
空白 对照组		374.20 ± 45.10	4.57 ± 0.72##	273.12 ± 49.79##	7.29 ± 0.83##	4.46 ± 0.51##
生理 盐水组		129.80 ± 16.00	10.12 ± 1.81	457.15 ± 112.17	14.85 ± 1.97	14.06 ± 2.06
抗厥组	13.5	283.00 ± 42.30##***	6.34 ± 0.59#*	317.32 ± 108.87***	9.29 ± 1.52***	6.64 ± 1.25***
西药 对照组	0.5	246.00 ± 65.10	8.92 ± 1.58	349.42 ± 119.06	8.73 ± 1.10	7.42 ± 2.07

注：抗厥组、西药对照组与生理盐水组比较，*$P<0.05$，**$P<0.01$；抗厥组与西药对照组比较，#$P<0.05$，##$P<0.01$。

（3）动物血浆 6-keto-PGF$_{1\alpha}$、TXB$_2$、6-keto-PGF$_{1\alpha}$/TXB$_2$ 的变化情况：见表 10。表明抗厥组提高 6-keto-PGF$_{1\alpha}$、6-keto-PGF$_{1\alpha}$/TXB$_2$ 比值均优于西药对照组（$P<0.05$）。

表 10　动物血浆 6-keto-PGF$_{1\alpha}$、TXB$_2$、6-keto-PGF$_{1\alpha}$/TXB$_2$ 的变化情况（$\bar{x} \pm SD$）

组别	动物数	6-keto-PGF$_{1\alpha}$/ (ng·L^{-1})	TXB$_2$/ (ng·L^{-1})	6-keto-PGF$_{1\alpha}$/ TXB$_2$
空白对照组	10	371 ± 83	255 ± 53	1.47 ± 0.24
生理盐水组	7	471 ± 90	587 ± 120	0.83 ± 0.22
抗厥组	10	685 ± 23*#	401 ± 78**	1.52 ± 0.20***#
西药对照组	9	605 ± 109*	417 ± 76*	1.45 ± 0.19**

注：各治疗组与生理盐水组比较，*$P<0.05$，**$P<0.01$；治疗组与西药对照组比较，#$P<0.05$。

（4）血液流变学的变化：见表 11。表明血液流变学指标改变，抗厥组和西药对照组均明显优于生理盐水组（$P<0.05$ 或 <0.01），抗厥组亦明显优于西药对照组（$P<0.01$）。

表 11　给药 2h 后家兔血液流变学的改变情况（$\bar{x} \pm SD$）

组别	动物数	全血黏度 /（mPa·s）		血浆黏度 /（mPa·s）
		高切	低切	
空白对照组	10	2.12 ± 0.71	9.10 ± 1.61	0.68 ± 0.20
生理盐水组	7	3.91 ± 0.79	16.51 ± 4.01	1.70 ± 0.33
抗厥组	10	2.77 ± 0.28[#*]	11.86 ± 2.17[#]	1.09 ± 0.42[#]
西药对照组	9	3.42 ± 0.48[*]	13.31 ± 2.68	1.46 ± 0.47[*]

注：与生理盐水组比较，[#]$P<0.01$；与西药对照组比较，[*]$P<0.01$。

（三）讨论

1. 行气活血、宣郁开闭有助于改善微循环　由于气滞络瘀、内闭外脱，可使气血广泛瘀滞脉内，导致微循环障碍，组织细胞血流灌注不足，成为休克的共同发病基础，而行气活血可以宣通气血之郁闭。研究发现，微循环障碍的同时存在着血液流变学的改变，其在微循环障碍中起着重要作用，促使循环血流瘀滞的加重。以往实验表明，抗厥注射液能增加肠系膜上动脉夹闭型休克家兔及失血性休克家兔的肾血流量，对正常家兔也显示出对肾动脉有"后扩张"作用，并能使大鼠的肠系膜细动脉、细静脉扩张，血流加快，毛细血管网交点增多，同时有效地改善和纠正厥脱所致血液流变异常，从而起到改善微循环的作用。临床资料证明，给药后患者尿量、肢厥、发绀、面色苍白、指压再充盈试验等复常时间明显短于对照组（$P<0.01$ 或 <0.05），并能迅速改善血液流变学的各项指标，降低全血黏度及血浆黏度，增快红细胞电泳。由此可见，抗厥注射液的行气活血、疏通络脉作用是通过改善微循环，降低血细胞的黏滞性及聚集性，增加其流动性而达到的。药学研究表明，从本品中提取到的马钱素、莫诺苷等环烯醚萜类有效成分，其作用类似于山莨菪碱，证明对微循环障碍的改善是有其物质基础的。

2. 扶正固脱、益阴助阳可以保护细胞功能　厥脱的发病关键是阴阳不相顺接，进而阴阳离决，从层次上说不仅有整体的、脏腑局部的阴阳失调，还应看到细胞是机体结构和功能的基本单位，也是人体阴阳的基本单位。阳化气,阴成形;细胞结构为阴,功能为阳;阳无阴则无以生,阴无阳则无以化。通过扶正固脱,补阴以生阳气,益气以化阴,可使气机升降出入的紊乱得到纠正,阴阳气血得以顺调,从而休克得到逆转。

实验结果显示,抗厥注射液能抑制内源性致伤因子的产生,能抗氧化,抑制脂质过氧化物的生成,稳定细胞生物膜,保护线粒体、溶酶体的结构完善和功能正常,证明扶正固脱的药效机制与保护细胞功能有密切关系。

3. 行气活血、扶正固脱具有明显升压、稳压效应　临床资料表明,抗厥组给药后血压回升及血压复常时间均明显短于对照组($P<0.01$),动物实验证明其迅速升压及稳压作用亦优于多巴胺和枳实注射液。同时抗厥注射液能有效降低 ANG II 的作用,能被 α 受体拮抗剂(酚妥拉明)和 β 受体拮抗剂(普萘洛尔)阻断,推测其作用机制与兴奋 α 和 β 受体有关。药学研究发现,抗厥注射液中的枳实有辛弗林、N-甲基酪氨等主要有效成分调节血管舒缩功能,与文献报道相一致。这不仅提供了升压作用的物质基础,还从全方的多项药效作用和临床疗效证明具有稳压优势。提示行气活血与扶正固脱复合组方,不单纯有升压作用,而有更广泛的多向整体效应。

4. 行气活血、扶正固脱可以改善心肾功能　心肾水火升降既济,在整体的气机调畅中起重要作用。神志淡漠或昏昧、烦躁及脉疾、无力、汗冷、尿少尿闭等都是心肾虚衰的表现,而心肾阴阳之气不相顺接,必然由厥转脱。临床应用抗厥注射液能有效改善上述症状,其效优于多巴胺组;并在升压的同时明显增加肾血流量,尿量复常时间治疗组优于对照组。药理实验也表明,抗厥注射液具有疏通肾络、保护肾功能的作用,能防止因肾气衰竭出现的脱变。

另一方面,无论哪种类型的厥脱证,在其发展过程中均表现有不同程度的心功能减退,由于厥脱(休克)时心肌缺血缺氧,心肌细胞溶酶体崩解,以及心肌抑制因子的产生,引起心肌亚细胞结构与功能障碍,导致心肌收缩功能减弱,一旦并发急性心力衰竭,休克便恶化而致不可逆,因此改善心脏功能对救治休克极为重要。以往实验研究结果表明,抗厥注射液能显著增强心肌的收缩功能,降低左室舒张末压和心肌耗氧量,缩短等容收缩时间(t-dp/dt),能显著增加每搏指数和心指数,降低总外周阻力,并能减轻心源性休克家兔的心肌组织坏死,对实验性休克家兔有治疗和预防作用。从临床观察看出,在患者血压升高的同时,心率减慢、心音增强、脉搏有力、神志转清、汗出减少,提示抗厥注射液具有强心作用而有利于厥脱的恢复。

概言之,我们认为抗厥注射液治疗休克的作用机制,是通过调节血管舒缩功能、强心、改善微循环、减轻组织缺血缺氧、降低体内的内源性致伤因子、抗氧化、稳定生物膜、保护线粒体和溶酶体等超微结构的功能,改善和阻止 DIC 的形成等而产生多种综合效应,从而逆转和阻断休克的发展。

十一、救脱一号治疗厥脱证 21 例临床观察 ①

针对厥脱证(感染性休克)气阴耗伤、气滞血瘀的基本病理环节,我们研制了具有益气养阴、行气活血功效的救脱一号注射液,临床治疗厥脱证(感染性休克)21 例,取得良效,现报告如下。

临 床 资 料

1. **性别与年龄**　21 例中,男 11 例,女 10 例,平均年龄 45 岁。另设对照组,以多巴胺治疗 21 例,其中男 14 例,女 7 例,平均年龄 43 岁。

2. **病种**　救脱一号组:流行性出血热 11 例,肺部感染 6 例,中毒性菌痢 4 例。多巴胺组:流行性出血热 9 例,肺部感染 8 例,中毒性菌痢 4 例。

治 疗 方 法

救脱一号组:收缩压大于 6.7kPa(50mmHg)者,以救脱一号注射液

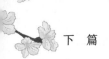

40ml 静脉滴注,每分钟 50 滴,血压回升后减慢,稳定 4 小时后停药。收缩压小于 6.7kPa(50mmHg),先取 10ml 救脱一号注射液静脉缓慢推注,血压回升后改静脉滴注。该注射液由南京中医学院药理室制,含生晒参、牛膝、枳壳等。

多巴胺组:给药方法同上,静滴时剂量 40mg,静推时剂量 20mg,必要时加间羟胺。

参照全国厥脱证第一次会议制定的标准判断疗效。显效:用药 3 小时内血压回升,12 小时厥脱改善,24 小时内停药症情稳定。有效:用药后 3 小时血压回升,24 小时内厥脱改善,或 48 小时内停药症情稳定。无效:用药后血压不回升,厥脱不改善,症情不稳定。

治 疗 结 果

救脱一号组 21 例,显效 16 例,有效 4 例,无效 1 例,总有效率 95%。多巴胺组 21 例,显效 8 例,有效 6 例,无效 7 例,总有效率 67%。总有效率两组比较有显著差异($P<0.05$)。

给药后,救脱一号组血压回升幅度较大,自身前后对照有极显著差异($P<0.01$);组间比较差别亦有显著性($P<0.05$)。救脱一号组平均休克纠正时间、肢厥纠正与尿量恢复时间均较多巴胺组为短,差异有显著意义($P<0.01$)。两组有程度相近的减慢、稳定心率及呼吸频率的作用,而改善休克症状则以救脱一号组明显。

讨 　论

临床观察,感染性休克多属中医学厥脱病证范畴,其虽证分多歧,但气阴耗伤、气滞血瘀为其主要常见病机病证。它和邪毒内陷、真阴耗竭、正虚阳亡等既有区别,又有因果转化关系。在演变发展过程中,始则邪毒内陷,表现为热深厥深的热厥证,若进一步由实转虚,虚多实少,则见气阴耗伤,如正气严重耗脱,势必趋向阴竭、阳脱的危重转归。因此气阴耗伤、气滞血瘀是厥脱证各证共有的病理基础与中心环节。救脱一号即融益气养阴、行气活血为一体,治疗感染性休克优于多巴胺。它不仅可迅速升高患者血压,稳定心率、呼吸,增加尿量,还能较快地改善患者神萎倦怠、口渴汗出、气促肢厥、唇舌青紫、皮肤瘀斑、脉微细或细涩等症状，纠正休克的总有效率达 95%。

十二、救脱 Ⅱ 号注射液治疗休克的临床观察 [①]

休克是临床上常见的急危重症，归属于中医厥脱证的范畴。我们遵循中医辨证论治的原则，选用回阳固脱、理气活血方药，研制成救脱 Ⅱ 号注射液，治疗休克正虚阳亡证 34 例，取得了满意的效果，现报告如下。

一 般 资 料

1. 病例情况　住院或急诊室观察患者 68 例随机分为两组。治疗组 34 例，男性 19 例，女性 15 例，年龄 25~60 岁。其中感染性休克 20 例，失血性休克 6 例，心源性休克 5 例，过敏性休克 3 例；中度休克 23 例，重度休克 11 例。对照组 34 例，男性 18 例，女性 16 例，年龄 23~59 岁。其中感染性休克 21 例，失血性休克 7 例，心源性休克 4 例，过敏性休克 2 例；中度休克 24 例，重度休克 10 例。两组的性别、年龄、病种、病情等经统计学处理，P 均 >0.05，表明分布均衡，具有可比性。

2. 诊断标准　参照全国厥脱证协作组制订的标准。

（1）诊断标准：①有确切的病因，如严重感染、心脏病变、出血等。②有明显的微循环障碍，表现为重要脏器血流灌注不足。脑：烦躁不安，神志淡漠或恍惚，甚或昏迷；心血管：脉细而快，大于 100 次 /min；肾：尿量小于 30ml/h；皮肤：四肢厥冷或温、苍白、发花、发绀，指压再充盈时间大于 3 秒。③收缩压小于 10.7kPa（80mmHg），原有高血压者，较原血压低 30% 以上，脉压小于 2.7kPa（20mmHg）。④有代谢性酸中毒或呼吸性碱中毒，或二者并存。凡具备①②③条或①③条诊断即可成立。

（2）分度标准：轻度——神志清，或烦躁不安，手足不温或指头

---

① 本文摘录于：周学平，周仲瑛，金妙文，等. 救脱 Ⅱ 号注射液治疗休克的临床观察［J］. 中药药理与临床，1996（4）：45-47.

寒,汗出量多,脉细(数)无力,血压下降(收缩压小于 10.7kPa,脉压小于 2.7kPa,有高血压者,收缩压低于平时血压的 1/3 以上或收缩压降低 4kPa(30mmHg)。中度——神志淡漠,手足冷至腕踝,大汗淋漓,脉象微弱或虚大,收缩压在 6.7kPa(50mmHg)以下,脉压小于 2.7kPa。重度——意识朦胧或神志不清,肢冷超过腕踝以上或全身皮肤冷,冷汗如珠,脉微欲绝或不能触及,收缩压在 4kPa 以下。

(3)辨证标准:临床表现有面色苍白、唇绀、四肢厥冷、神志淡漠或昏昧、舌质淡白、脉微细欲绝者,中医辨证为正虚阳亡证。

3. 病例选择 凡符合休克诊断标准,辨证又属于正虚阳亡证者,列为观察对象。

治 疗 方 法

两组基础治疗相同,在扩容,纠正酸碱平衡、电解质失调的基础上,血压不能回升者,分别加用下述药物,同时进行病因治疗。

治疗组:收缩压大于 6.7kPa 者,用救脱Ⅱ号注射液(由人参、附子、枳实、桃仁组成)30~60ml 加入 10% 葡萄糖注射液 250~500ml 内静脉滴注,视血压调整滴速,血压上升至正常范围内 8 小时后逐渐减量,血压稳定 12 小时后停药;收缩压小于 6.7kPa 者,用救脱Ⅱ号注射液 10ml 加入 50% 葡萄糖注射液 20ml 内,静脉缓慢注射,当血压回升至正常范围后改为静脉滴注。

对照组:收缩压大于 6.7kPa 者,用多巴胺 60~120mg 加入 10% 葡萄糖注射液 250~500ml 内静脉滴注,视血压调整滴速,血压上升至正常范围内 8 小时后逐渐减量,血压稳定 12 小时后停药,若微循环改善,血压升高不明显或不稳定,可加用间羟胺;收缩压小于 6.7kPa 者,用多巴胺 20mg 加入 50% 葡萄糖注射液 20ml 内,静脉缓慢注射,当血压回升后改为静脉滴注。

治 疗 结 果

1. 疗效评定标准 参照全国厥脱证协作组修订的标准。

(1)评定依据:①血压回升。收缩压较治疗前升高 2.7kPa 以上,或回升在 10.7kPa 以上,脉压大于 2.7kPa。②厥脱改善,脉搏有力,收缩压大于 10.7kPa,脉压大于 4kPa。③症情稳定,停药后血压和症状稳定、改善。

(2)疗效分级:显效——用药后 3 小时内血压回升,24 小时内厥脱症状改善,24 小时内停药后症情稳定。有效——用药后 3 小时内血压回升,24 小时内厥脱症状改善,48 小时内停药后症情稳定。无效——用药后 3 小时内血压不能回升,厥脱症状不改善,症情不稳定或恶化。

2. 疗效比较 治疗组显效 32 例(94.12%),有效 1 例(2.94%),无效 1 例(2.94%),总有效率为 97.06%,死亡率为 2.94%;对照组显效 21 例(61.76%),有效 7 例(20.59%),无效 6 例(17.65%),总有效率为 82.35%,死亡率为 17.65%。经统计学处理,两组疗效间有显著性差异(P<0.05),表明治疗组的疗效明显优于对照组。

3. 对主要症状体征的影响

表 1、表 2 示,治疗组药后血压、心率、尿量、神志的复常时间及肢厥、出汗、发绀的消失时间,均明显短于对照组。

表 1 药后血压、心率、尿量、神志复常时间(小时,$\bar{x} \pm SD$)

	血压	心率	尿量	神志
治疗	4.85 ± 3.96**	7.06 ± 5.94**	3.28 ± 2.70**	3.84 ± 2.80**
对照	19.23 ± 16.58	15.97 ± 11.01	11.67 ± 8.55	8.03 ± 6.72

注:与对照组比较,**P<0.01。

表 2 药后肢厥、汗出、发绀消失时间(小时,$\bar{x} \pm SD$)

	肢厥	汗出	发绀
治疗	3.33 ± 1.70**	3.62 ± 1.65**	4.57 ± 3.74**
对照	10.81 ± 8.75	11.71 ± 9.81	16.06 ± 14.87

注:与对照组比较,**P<0.01。

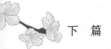

4. 对血液流变学的影响

表3示治疗组药后全血比黏度（高、低切）、血浆比黏度、血细胞比容、血沉等均见降低，红细胞电泳时间缩短，与药前相比差异显著（$P<0.01$）。

表3　对血液流变学的影响（$\bar{x} \pm SD$）

	全血比黏度 /cP		血浆比黏度 /cP	血沉 /（mm·h⁻¹）	红细胞压积 /%	红细胞电泳 /s
	高切	低切				
治疗前	5.33 ± 0.41	7.95 ± 1.56	1.71 ± 0.15	30.20 ± 11.96	53.56 ± 6.62	20.83 ± 0.84
治疗后	4.31 ± 0.47**	5.57 ± 0.46**	1.56 ± 0.05**	17.10 ± 3.91**	46.56 ± 3.16**	18.85 ± 0.75**

注：与对照组比较，**$P<0.01$。

讨　　论

正虚阳亡证是休克的危垂阶段，也是休克抢救成功与否的关键。从休克的整个病变发展过程来看，正虚阳亡证与邪毒内陷、气阴耗竭、血溢气脱诸证之间既有区别，又有联系，往往是各个证型的共同转归，多见于心源性休克及其他休克的中晚期。正虚阳亡证由外感、内伤诸因，暴伤阳气或积渐耗损，导致心肾阳衰，气机逆乱，脏腑功能衰竭，阴阳气血严重失调，临床表现为手足厥冷、冷汗淋漓、神识昏昧、唇舌肢端青紫、皮肤瘀斑化纹、脉微细欲绝等阳虚欲脱、阴寒内盛、气滞血瘀、络脉不畅之候。因此，在治疗上不但要回阳固脱，还应重视调气活血，疏通络脉，使气血流畅，内溉脏腑，外濡腠理，始有生机。这与西医学的微循环学说颇相吻合。我们针对休克正虚阳亡证阳虚欲脱、气滞血瘀的基本病机，采用回阳固脱、理气活血的治疗大法，据此研制的救脱Ⅱ号注射液，经动物实验研究表明，具有升压、稳压、增强心脏泵血功能、改善微循环、增加肾血流、抗氧化、稳定生物膜、保护细胞功能等作用。因而救脱Ⅱ号注射液能使休克患者在血压升高的同时，心率减慢，心音增强，脉搏有力，神志转清，出汗减少，明显缩短尿量复常时间,使肢厥、发绀很快减轻、消失,改善血液流变学的各项指标。临床观察结果表明,救脱Ⅱ号注射液的疗效明显优于西药对照组,且未见毒副反应,可见中医药治疗休克不仅具有升压作用,更具有整体效应。

十三、中医药治疗厥脱证的机理探讨 [①]

厥脱是厥与脱的综合征,为常见的危重急症。厥指手足或肢体逆冷,甚至失去知觉、不省人事的病证;脱,为多种疾病病情突变时阴阳气血衰竭的危重证候。两者既有区别又有联系,厥为脱之轻症,脱为厥之变证,虽有先后、因果、虚实、轻重之不同,但两者常易合并出现,是由邪毒内陷,或内伤脏气,或亡津失血导致气机逆乱,阴阳之气不相顺接,进而阴阳离决,正气耗脱,多脏器、多系统的整体性失调,脏腑功能衰竭的一类病证,与西医学各种类型的休克类同。

(一)气滞血瘀、正虚欲脱是厥脱的基本病理特点

厥脱证从整体来说,虽缘于阴阳之气不相顺接,进而阴阳离决。但气化于阳,血属阴类,阴阳不相顺接,必然导致气血失调,而气为血帅,血为气母,气滞则血瘀,血瘀气必滞。若外邪闭阻,热毒里陷,阳气内郁,或阴寒直中,阳不外达,壅遏气血,必致气滞血瘀;内伤正虚,阴阳气血耗竭,脏气损伤,阳衰气弱,气不运血,或阴虚血少,脉络不通,均可致气病及血,血病及气,气滞与血瘀互为因果同病,其病理表现,每多虚实夹杂,因热毒里陷势必伤阴耗气,阴寒内盛必致阳气虚衰;气可因阳衰气虚而滞,血可因阴亏血少而瘀。因此,气滞血瘀、正虚欲脱是厥脱证重要的病理基础,与西医学关于休克的微循环学说和细胞损伤理论颇相吻合。休克时微循环障碍的过程,与中医学厥脱证气机郁滞、络脉瘀阻的病理过程是一致的。而细胞代谢紊乱,细胞结构和功能严重损害,多系统、多脏器的失调和功能衰竭,当是正虚欲脱的病理实质。因此治

---

① 本文摘录于:金妙文,周仲瑛.中医药治疗厥脱证的机理探讨[J].新中医,1993(3):7-9.

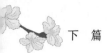

疗厥脱既应扶正固脱，又当气血同治，确能提高疗效，临床应用具有行气活血、扶正固脱和益气养阴、行气活血作用的抗厥注射液（由枳实、川芎等组成）、救脱Ⅰ号注射液（由人参、枳实、麦冬、丹参等组成）治疗厥脱 136 例，病死率 4.41%，与对照组 26% 相比，有显著性差异（$P<0.01$）。实验研究表明，抗厥注射液、救脱Ⅰ号注射液有明显、迅速的升压及稳压效应，能降低冠脉及肾血管的阻力，降低心肌耗氧量，增强心肌收缩力，改善心脏的泵血功能，增加心、脑、肾的血流量，改善微循环，并已在行气药中提取有效成分羟福林、氮氨基酪酸等。说明中药的升压不仅有其物质基础，同时更有它的整体效应。

（二）审因辨证论治，是提高中医药治疗厥脱证的疗效关键

由于厥脱是外感、内伤多种病因所致的危重急症，多有原发病的基础，为此，应该审证求因，结合辨病，重视病原治疗，分别采取针对性措施，配合基础治疗，充分发挥辨证论治的优势，才能有利于提高疗效。

临证所见，厥脱证既有寒热之别，又有阴阳之分，邪实正虚、虚实夹杂并见。一般来说，外感多由实致虚，内伤则虚中夹实，就其病性特点而言，气滞、血瘀、热毒、寒盛属实；阴阳气血耗竭，脏气损伤属虚，临证则当据邪正虚实主次的具体情况辨证治疗。邪实厥闭者，当祛邪为主，可辨证选用清热、解毒、通腑、破阴散寒等法；正虚欲脱者，治当扶正为主，辨证选用救阴、回阳、补气、养血等法。同时针对气滞血瘀的基本病理特点，予以行气活血。由于厥脱原始病因多端，常因实致虚而见脱变。因此，在祛邪的同时应扶正以防脱，扶正的同时，亦应注意祛邪治其因，重视邪正合治的原则。同时必须注意厥脱之证，转化急速，既要辨证，又不可守证，应根据病机的动态变化，分清主次，掌握时机，灵活处方用药。

我们在临床研究中，曾经分别应用抗厥注射液、救脱Ⅰ号注射液辨证治疗热毒内陷及气阴耗伤证 78 例，不辨证治疗 58 例，其结果辨证组显效率为 94.87%，不辨证组显效率为 79.32%，两组相比，显效率及总有效率均有显著差异（$P<0.05$ 及 0.01）。说明辨证论治厥脱证（休克）具有独特的优势，优于辨病一方一药治疗。

从上可知,中医药对休克的研究,从思路和方法上,都应辨病与辨证相结合,以中医理论为指导,发挥辨证论治优势。临床实践证明,辨病结合辨证用药,优于单纯的辨病用药,表明辨证是提高中医疗效的关键。研制既能反映中医辨证论治特色,又具有高效速效的系列配套新药,是今后对休克研究的重要目标。

(三) 行气活血,有助于改善微循环

由于气滞血瘀,正气耗脱,气血广泛瘀滞脉内,导致微循环障碍,组织细胞血液灌注不足,成为休克的共同发病机制,药理实验提示,抗厥注射液、救脱Ⅰ号注射液能使肠系膜细动脉、细静脉扩张,血流增快,毛细血管网交点增加,同时有效地改善和纠正厥脱所致血液流变学异常,从而起到改善微循环血流量的作用,临床资料证明,药后患者尿量、肢厥、发绀、面色苍白、指压试验等复常时间明显短于对照组($P<0.05$ 或 0.01),并能迅速改善血液流变学的各项指标,降低全血黏度及血浆黏度,增快红细胞电泳。由此可知,抗厥注射液、救脱Ⅰ号注射液行气活血、疏通络脉的作用,是通过改善微循环,降低血细胞的黏滞性、聚集性,增加其流动性而达到的。

(四) 扶正固脱,可以保护细胞功能

细胞是机体结构和功能的基本单位,其代谢和功能障碍必然表现为脏腑或整体气机运动功能失常,实验表明,扶正固脱可以保护细胞功能,使气机升降出入紊乱得到纠正,阴阳气血得以顺调。由于休克时自由基增多,使蛋白、核酸、膜结构中多聚不饱和脂肪酸超氧化反应,产生细胞毒作用而损害其结构和功能。肠系膜上动脉夹闭性休克家兔实验提示:抗厥注射液、救脱Ⅰ号注射液治疗组各脏器(心、肺、肝、肾、小肠)脂质过氧化物的含量均明显低于生理盐水组(除肠 $P<0.05$ 外,其余均 $P<0.01$),除肠外,其余各脏器脂质过氧化物含量亦明显低于多巴胺组。说明抗厥注射液、救脱Ⅰ号注射液的抗休克作用与减少脂质过氧化物的生成、稳定生物膜、保护细胞结构的完整性有关。

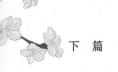

十四、升压灵治疗厥脱证（休克）的临床研究 ①

厥脱是临床常见的急重症，其发病机制总由阴阳之气不相顺接而引起。在温热病中多因热毒内陷，耗伤气阴，阴竭阳亡所致。相当于西医学的感染性休克。临床表现面色苍白，四肢厥逆，出冷汗，欲呕欲便，神情淡漠或烦躁，甚至不省人事，脉微欲绝或散乱等一组危险症候群，如不能及时逆转，常导致死亡。因此，及时改善厥脱，稳定症情，是提高疗效、降低病死率的关键。

根据中医理论研制的升压灵注射液（原名升压 3 号，为陈皮提取物，主要成分为对羟福林），先后在东海、高淳、无锡、新沂等县人民医院、苏州市中医院、无锡市传染病院治疗厥脱证 112 例，取得显著疗效，并设对照组（多巴胺或加间羟胺）。现总结分析如下：

（一）诊断、分度、疗效、分型标准

1. 诊断、分度、疗效标准　按 1986 年全国厥脱证协作组修订的标准。

2. 辨证分型

（1）热毒内陷证：发热或高热，烦躁不安，神志淡漠，神识昏愦，口渴欲饮，四肢凉或厥冷，胸腹灼热，或见便秘尿赤，肌肤斑疹显布，舌红或红绛，脉细数或模糊不清。

（2）气阴耗竭证：身热骤降，烦躁不安，颧红，气短，口干不欲饮，出黏汗，舌质红，少津，脉细数无力或模糊不清。

（3）正虚阳亡证：面色苍白，唇绀，不发热，四肢厥冷，冷汗淋漓，神志淡漠或昏昧，舌质淡白，脉微细或沉伏。

（二）一般资料

治疗组（升压灵）112 例，其中流行性出血热低血压休克者 90 例，

---

① 本文摘录于：金妙文. 升压灵治疗厥脱证（休克）的临床研究［J］. 江苏中医，1990（3）：32-34.

其他感染性休克者 22 例。随机分组,设对照组 50 例,其中流行性出血热低血压休克者 39 例,其他感染性休克 11 例。

1. **性别与年龄** 治疗组 112 例中,男性 75 例,女性 37 例;对照组 50 例中,男性 43 例,女性 7 例。平均年龄,治疗组 38 岁,对照组 39 岁,两组平均年龄基本相似。

2. **发生低血压休克的病日** 两组基本相似,最早均为第 2 病日,最迟均为第 6 病日。

3. **辨证分型、分度** 治疗组中热毒内陷证 72 例,气阴耗竭证 26 例,正虚阳亡证 14 例。休克分度:低血压 22 例,轻度休克 38 例,中度休克 30 例,重度休克 22 例。对照组中热毒内陷证 27 例,气阴耗竭证 17 例,正虚阳亡证 6 例。休克分度:低血压 13 例,轻度休克 21 例,中度休克 10 例,重度休克 6 例。两组相比,休克的程度治疗组略重于对照组。

(三)升压灵注射液研制的理论依据及功效

厥脱可因外感、内伤多种因素,耗气伤阴,损及脏腑功能,气血运行障碍,阴阳之气不相顺接所致。其中温热病厥脱与感染性休克相同,其发病机制为热毒内陷,阳气被郁,表现热深厥深之候,如邪热伤阴耗气,可见气阴耗竭,若阴伤及阳则正虚阳亡。在热厥阶段当以理气通脉、宣郁开闭为治疗原则,本方即系选择行气药陈皮研制而成,故以治疗热厥、热毒内陷而阳气被郁的厥脱为主。

(四)治疗方法

出血热低血压休克患者全部为住院病人,其他感染性休克患者为急诊室观察和住院病人。按随机分组设治疗组和对照组。

1. **治疗组** 收缩压大于 50mmHg 者,应用升压灵注射液 20~30ml 加入 10% 葡萄糖注射液 250ml 中静滴,视血压调整滴速。一般滴速为 20~30 滴 /min,血压回升后,减慢滴速,维持正常水平,当血压稳定 6 小时后,逐渐减量至停药。收缩压低于 50mmHg 者,应用升压灵 5ml 加入 50% 葡萄糖注射液 20ml 静脉缓慢推注,血压回升至正常水平后,改为

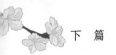

静脉滴注,方法同上。

2. **对照组**　应用多巴胺或加间羟胺静脉滴注和静脉注射。收缩压大于 50mmHg 者,应用多巴胺 40~120mg 加入 10% 葡萄糖注射液 500ml 中静滴,一般为 30~50 滴 /min,收缩压小于 50mmHg 者,应用多巴胺 20mg 加入 50% 葡萄糖注射液 20ml 中缓慢静推,血压回升后,改为静脉滴注,方法同上。当血压稳定 6 小时后,逐渐减量至停药。必要时加用间羟胺 10~100mg 加入 5%~10% 葡萄糖注射液 250~500ml 中静脉滴注。

两组基础治疗相同,均在扩容、纠酸或强心的基础上低血压休克不能逆转者,分别加用升压灵或多巴胺、间羟胺。

其他感染性休克同时应用抗生素或清热解毒中药;出血热发热与低血压休克两期重叠者,应用清气泄热、凉营化瘀的中药或西药免疫调节剂与升压灵或多巴胺、间羟胺同时应用。低血压、少尿两期重叠者,先抗休克治疗,当血压回升稳定后,再应用利尿或导泻药物。

(五) 治疗结果

1. **治疗后血压变化情况**(表 1)　药后低血压休克持续时间($\bar{x} \pm SD$, 小时): 治疗组为 3.37 ± 1.21(5 分钟 ~72 小时), 对照组为 20 ± 2.56(2~112 小时),$P<0.001$。

2. **对心率、皮肤温度、面色及尿量的影响**　治疗后心率、皮肤温度、面色及尿量恢复正常的时间($\bar{x} \pm SD$, 小时),治疗组分别为 2.6 ± 0.75、2.24 ± 1.34、2.56 ± 1.67、3.65 ± 2.01,对照组分别为 14.4 ± 4.56、12.2 ± 3.67、12.6 ± 2.55、13.4 ± 4.63,P 均 <0.01。

3. **对意识的影响**　药后意识恢复正常的时间($\bar{x} \pm SD$,小时),治疗组为 3.5 ± 1.02,对照组为 15 ± 2.62,$P<0.01$。

4. **对甲皱微循环影响**　共观察 35 例病人用药前后甲皱微循环的变化,其中治疗组 20 例,对照组 15 例,以十分法计算,药前治疗组平均为 6.1,对照组平均为 5.8,$P>0.05$。药后恢复正常时间,治疗组为 1.15天,对照组为 2.35 天,$P<0.05$。

表 1　药后两组血压变化情况

组别	例数	药前血压				药后血压开始回升的时间		低血压休克持续的时间
		低血压	休克			静注 /min	静滴	$(\bar{x} \pm SD)$ /h
			轻度	中度	重度			
治疗组	112	22	38	30	22	5~10	10min~3h	3.37 ± 1.21
对照组	50	17	19	8	6	10~20	30min~5.5h	20 ± 2.56
P 值		>0.05		<0.05		>0.05	<0.05	<0.001

5. 疗效　见表2。

表 2　疗效对照表

组别	显效	有效	无效	总有效 /%
治疗组	60	48	4	96.44%
对照组	25	17	8	84%
P 值	<0.05	<0.05	<0.05	<0.05

（六）讨论

中医学认为温热病厥脱（相当于感染性休克），是温毒过盛，阴津耗伤，邪入营血，热深厥深而形成厥证或闭证，如进一步发展，正虚邪陷，可致内闭外脱。在厥证、闭证阶段应用升压灵效果更为满意。升压灵具有行气通脉、宣郁开闭的作用，气行则血行，血行则脉道通利，血压回升。从表1可以看出，低血压休克的持续时间治疗组明显短于对照组，P<0.001，说明升压灵能缩短低血压休克的持续时间，提高休克抢救成功率，降低病死率。本组病例中，经多巴胺、间羟胺应用无效的 7 例中，改用升压灵后 5 例有效，2 例无效，说明升压灵有它一定的优势。

西医认为感染性休克病理变化是由于机体应激反应，儿茶酚胺释放增加，导致血管呈痉挛性变化。造成组织缺血、缺氧、酸性代谢产物积聚，又致毛细血管通透性增高、血浆外渗及毛细血管扩张等，造成回

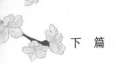

心血量减少,以及酸性代谢产物增加,影响心肌收缩力,使有效循环血量下降。其中部分病例 DIC 参与,加重微循环障碍,加重休克,造成恶性循环。由于出血热基本的病理变化是全身广泛性小血管损伤,血管壁通透性增高,大量血浆外渗,有效循环血量减少更加明显。因此,必须在扩充血容量、纠正酸碱平衡失调的基础上,低血压休克仍不能逆转时,再加用升压灵进行抗休克治疗。

升压灵注射液有明显、迅速的升压作用。药后血压恢复正常的平均时间为 3.37 小时,明显短于对照组,静脉滴注后升压时间为 10 分钟 ~ 3 小时,亦短于对照组,$P<0.05$。有效率为 96.44%,说明本品具有速效、显效、高效的特点。在临床应用中,当血压回升至正常后需要维持稳定的时间较短,容易撤药。

随着血压回升,患者神志转清,精神症状消失,面色转红,心率减慢,肢端复温,尿量增加的时间明显短于对照组。动物实验证明,本品能增加脑、冠脉血流量及改善血液流变指标。用药前、后动态观察病人甲皱微循环变化,提示有改善微循环作用,说明本品不仅有升压作用,同时对改善微循环障碍与心、脑、肾功能都有一定作用。

升压作用可靠。动物实验表明:升压灵对手术性和中毒性休克狗均有明显的升压效应,给家兔静脉和脑室内分别注射升压灵均有升压作用。后者比前者升压反应更明显。说明升压灵治疗厥脱(休克)是通过外周机制以及中枢机制两者共同作用的结果。药理实验初步分析,本品含有 8 种以上成分。以上说明,本品升压有其物质基础,作用确切可靠。

升压灵注射液改变了传统给药途径,是中药的一种新剂型。为开创中医急症工作开辟了新途径,进一步发挥了中医在急救医学中的优势。

本品药源丰富,价格低廉,无明显毒副作用,使用方便,便于推广应用。

注:南京中医学院周珉、王志英、李春婷,南京中医学院附院符为民、李乃宇、朱佳、刘沈林,以及东海县人民医院徐德先,高淳县人民医院柏瑾,无锡市传染病院汪瑶君,无锡县人民医院徐大力、朱寿栋等参加部分临床验证。此外,江苏省中医研究所陈廉、王殿俊等负责和参加

制剂和药理研究。

十五、中医厥脱证诊断疗效评定标准及治疗护理常规 [①]

（一）病名概念

厥脱是厥与脱的综合征，为常见的危重急症。厥，一指肢体或手足逆冷的症状；一指突然失去知觉，不省人事。脱，为多种疾病病情突变时的危重衰竭证候，厥与脱既有区别又有联系，厥为脱之轻症，脱为厥之变症，两者常易合并出现。是由邪毒内陷，或内伤脏气，或亡津失血导致气机逆乱，阴阳之气不相顺接，进而阴阳离决的一类病证，与西医学各种类型的休克类同。

（二）诊断标准

1. 病名诊断

（1）有外感、内伤等多种原始病因可询。如感受六淫，疫疠，大出血，亡津脱液（汗、吐、下利），心脏病变（怔忡、真心痛），过敏，中毒等。

（2）临床表现

1）起病急，传变迅速。

2）神志淡漠欲寐，或烦躁不安，甚至昏迷，面色苍白或潮红，唇及肢端发绀，四肢厥冷，黏汗冷汗或大汗淋漓，气息短促微弱或气促息粗，心率增快，尿量减少，每小时少于 30ml。

3）脉象细数或微细欲绝或伏。血压下降，收缩压小于 10.67kPa（80mmHg），脉压小于 2.67kPa（20mmHg）（原有高血压者，收缩压低于平时 30%）。指压再充盈时间大于 3 秒。

（3）实验室检查

1）血液浓缩，血红蛋白升高（150g/L 以上），血细胞比容升高。

---

① 本文摘录于：金妙文，周仲瑛 . 中医厥脱证诊断疗效评定标准及治疗护理常规［J］. 南京中医学院学报，1993，9（4）：8-13.

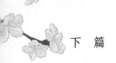

2）尿常规及肾功能,初期尿比重较高,发生肾功能衰竭时尿比重转为低而固定,血尿素氮和肌酐均升高。

3）血气分析:休克时一般为代谢性酸中毒,pH 下降,$PaCO_2$ 升高,碳酸根(HCO^-)下降;晚期休克往往同时有代谢性酸中毒和呼吸性酸中毒。

4）电解质测定:血钠、血氯偏低,血钾高低不一。

5）血清酶:SGPT(谷丙转氨酶)、CPK(肌酸磷酸激酶)、LDH(乳酸脱氢酶)等测定,如明显升高,提示内脏细胞坏死。

6）其他:①病因学的特殊检查,如感染性休克应检查病原体,血、尿、粪及原发性化脓性病灶分泌物培养;X 线摄片,心电图等。② DIC 诊断,包括血小板计数、凝血酶原时间、凝血酶时间、纤维蛋白原、部分凝血活酶时间、三 P 试验、纤维蛋白原降解产物、纤溶酶原等。

2. 分类

（1）感染性休克（邪毒内陷）:由于细菌、病毒及其毒素的作用,致微循环阻滞,有效循环血量不足,回心血量及左心排血量减少,严重的代谢性酸中毒导致。多见于严重的感染,如败血症、伤寒、中毒性菌痢、中毒性肺炎,暴发性流行性脑脊髓膜炎败血症等。

临床常先有寒战高热,随后出现休克、高热持续不退或身热骤降,皮肤潮红、花纹,或皮肤黏膜瘀点、瘀斑。血象白细胞总数及中性粒细胞明显增高,中性粒细胞显著左移,且出现中毒性颗粒。血、尿、大便及原发化脓病灶的分泌物细菌培养阳性。

（2）低血容量性休克（阴血耗伤）:由于大量失血、失水、体液、血浆丢失,血容量或有效血容量不足,回心血量及心排血量减少导致。常见于消化道大出血,宫外孕,肝、脾等内脏破裂,霍乱,严重烧伤等。

临床特点为呕血、便血、衄血、咯血等腔道大出血,或有腹痛、腹部移动性浊音,剧烈呕吐,腹泻,皮肤大面积烧伤等。由于失水所致的低血容量休克往往与感染、中毒、电解质紊乱互为联系。

（3）心源性休克（心气虚衰）:由于急性心肌梗死、严重心律失常、急性心包填塞、大块肺动脉栓塞等引起,以致左心室收缩力减退,或舒张期充盈不足,心排血量减少。

临床常有心脏病变,明显心慌、胸闷气急、心率增快、心律不齐、心前区或胸部剧烈疼痛、不能平卧、咯泡沫痰或粉红色痰、脉象细数或参差不齐。

(4)过敏性休克(气厥正脱):由于药物过敏、血清抗毒素的异性蛋白反应等所致变态反应,使血管扩张,静脉系统潴留大量血液,循环血量及回心血量不足,常见于青霉素、链霉素、白喉类毒素等过敏。

临床表现为胸闷有重压感、头昏、心慌、呼吸困难、气急、面色苍白、冷汗、四肢厥冷、血压急剧下降、脉搏细弱等。

(5)神经精神源性休克(肝郁气脱):由于剧烈的精神刺激、创伤、剧痛以致维持血管紧张度、心输出量及静脉回流的神经调节机制发生障碍,外周血管扩张,回心血量减少,心输出量降低。如过度大笑,使胸腔过度负压引起休克者,称为"笑气症",与中医"喜伤心"之说法类似。创伤性休克,如外伤、骨折、挤压伤等,血液和血浆丢失者,还与有效循环血量不足有关。

(三)鉴别诊断

1. **厥逆与厥证、暴脱与虚脱**　厥逆是指手足逆冷的症状,厥证是指突然昏仆、神志不清、移时苏醒的病证。但厥逆重症也可进而出现神志不清;厥证常见伴有手足厥冷。暴脱是指多种原因所致的突发性元气外脱,往往因实致虚,或由闭转脱;虚脱为内伤久病,脏腑阴阳衰竭,症极致脱。

2. **厥、脱与昏迷**　厥脱为虚实相兼,昏迷为邪实窍闭。厥,可以仅见手足逆冷,不一定神昏,邪实病重者可由肢厥而至神昏,称为昏厥,属"厥闭"之类,进一步发展亦可转脱。厥证虽见突然昏仆、神志不清,但经半日乃至一日可自行醒,昏迷则为神志持续不清。脱证虽属元气衰竭的危象,但神识亦有始终清楚者,虽然部分临危患者,由于神气溃败,阴阳消亡,可见意识不清,但与邪实窍闭及内闭外脱之昏迷不同。

3. **厥脱与中风**　中风发病前多有肝阳上亢史,以突然昏倒、不省人事,并见半身不遂、口眼㖞斜为主症。

在中脏腑的闭证阶段:阳闭可见身热,烦躁,但无四肢厥冷,脉弦劲

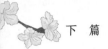

滑数,与热厥阴伤有别;阴闭可见四肢不温,面白唇黯,但无大汗淋漓,脉沉缓滑,与寒厥阳亡不同。

若由闭转脱,阴脱可见手足微凉、身温、汗出而黏、脉细数;阳脱可见四肢厥逆,大汗淋漓、肤冷、脉象微细。闭脱互见者,临床称为内闭外脱证。辨病虽有它的特异性,辨证则可统属厥脱范畴。

(四) 观察项目

1. 药前测定血压、脉搏、心率 1 次,药后每 5~15 分钟测血压、脉搏、心率 1 次,待血压回升后改为 30 分钟至 1 小时测量 1 次,血压稳定后改为 2~4 小时测量 1 次,血压正常持续 24 小时后改为每日 1 次。

2. 记录 24 小时尿量,药前的尿量,药后出现小便的时间及量。

3. 治疗前后面色、皮肤温度、湿度、神志等变化,观察方法同血压。

4. 体温变化,高热者每 24 小时测量体温 1 次,体温下降后改为 4~6 小时测量 1 次。

5. 观察用药前后微循环改变,观察静脉充盈度、指压试验、肢末复温、面色、唇色的变化,药前记录 1 次,药后每次测量血压的同时检查上述各项指标的变化。甲皱微循环检测,药前、药后 24 小时、药后 48 小时各检测 1 次,共 3 次。

6. 治疗前后血常规、尿常规(包括比重)、大便常规及隐血试验,药前 1 次,药后 24 小时、48 小时各 1 次。

7. 检测用药前后血钠、钾、氯及二氧化碳结合力的变化,药前 1 次,药后隔日 1 次至正常。

8. 观察血尿素氮、肌酐的变化,药前 1 次,药后隔日 1 次至正常。

9. 观察乳酸脱氢酶同工酶、肌酸激酶同工酶的变化,药前 1 次,药后隔日 1 次至正常。

(五) 疗效评定标准

1. 评定依据

(1) 血压回升:收缩压较治疗前升高 2.67kPa(20mmHg)以上,或回升在 10.67kPa(80mmHg)以上,脉压大于 2.67kPa。

（2）厥脱改善：神志、心率恢复正常，脉搏有力，面色、出汗改善，肢端回温，尿量增加，每小时大于 30ml，指压再充盈时间小于 3 秒，或甲皱循环改善。

（3）症情稳定：停药后血压和症状稳定改善。

2. 疗效分级

（1）显效：用药后 3 小时内血压回升，12 小时内厥脱症状改善，24 小时内停药后症情稳定。

（2）有效：用药后 3 小时内血压回升，24 小时内厥脱症状改善，48 小时内停药后症情稳定。

（3）无效：用药后 3 小时内血压不回升，厥脱症状不改善，症情不稳定或恶化。

（六）治疗方法

1. 应急处理

（1）基础治疗

1）吸氧：一般休克病人均应保持呼吸道通畅和给氧，可采用含空气 60% 和氧气 40% 混合气体；用面罩或鼻导管给氧，成人每分钟 4~8L。

2）增液扩容：补充血容量，厥脱（休克）多有急性血容量不足。为此，必须立即纠正。补液量一般为一日 3 500~4 000ml，早期快速大量补液，力争 0.5~1 小时内血压回升。常用补液种类有：中药养阴和增液注射液；晶体溶液如平衡盐液、5% 葡萄糖盐水、3：2：1 溶液，各种浓度葡萄糖注射液；胶体溶液为低分子或中分子右旋糖酐、人体血浆、白蛋白、全血等。

3）纠正酸中毒：休克常有不同程度的酸中毒，目前常用 5% 碳酸氢钠，首次补给 5% 碳酸氢钠 250ml，提高 4.49mmol/L（10 容积 %）二氧化碳结合力，以后按公式计算补给。

4）纠正电解质紊乱在休克过程中，由于体液分布的改变，代谢酸性产物的增加，特别在少尿肾功能不全时常可发生水与电解质紊乱，临床常见低血钠、高血钾，应酌情给予纠正。

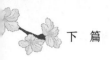

（2）专用方药

1）热毒内陷证

醒脑静（牛黄、黄连、黄芩、山栀、郁金、麝香、冰片）10~20ml 加 25% 葡萄糖注射液中静脉推注，1 日 1~2 次；或用倍量，加入 5% 葡萄糖注射液 250~500ml 中静滴，1 日 1~2 次。

清开灵（牛黄、水牛角、黄芩、金银花、栀子等，每毫升含生药 lg）20~40ml，加入 10% 葡萄糖注射液 200ml 中静滴，1 日 1~2 次。

附：热厥气脱证

抗厥注射液（枳实、山萸肉等）10ml 加入 50% 葡萄糖注射液 20ml 内，缓慢静推，或 30~60ml 加入 10% 葡萄糖注射液 250~500ml 内，静脉滴注。

2）气阴耗竭证

10% 参麦针（每毫升含红参、麦冬各 0.1g）或生脉针（人参、麦冬、五味子）10~30ml，加入 50% 葡萄糖注射液 20~30ml 中静脉缓慢推注，每隔 15~30 分钟 1 次，连续 3~5 次，待血压回升或稳定后，再以 50~100ml 加入增液针或养阴针或 10% 葡萄糖注射液 250~500ml 内静脉滴注，直至症情稳定。

救脱 I 号注射液（人参、枳实、麦冬等）用法同抗厥注射液。

3）寒厥阳亡证

参附针（人参、附子）20ml 加 25%~50% 葡萄糖注射液 20ml 内静脉缓慢推注，每 15~30 分钟 1 次，连续用 3~5 次或 1~2 次，血压回升后，再用 50~100ml，加入 10% 葡萄糖注射液 250~500ml 中静滴，每日 1~2 次。

参附青注射液（人参、附子、青皮）10ml，加入 25%~50% 葡萄糖注射液 20ml 中，缓慢静推，或 50~100ml 加入 10% 葡萄糖注射液 500ml 中静滴，1 日 1~2 次。

4）血厥（溢）气脱证

人参注射液 2~4ml 静脉注射。连用 2~3 次后，改为 10ml，加入溶液 250ml 内，静脉滴注。

同时输血或快速补液。

5）肝厥气脱证

抗厥注射液用法同前。

升压灵（陈皮）5ml 加入 50% 葡萄糖注射液 20ml 中,静脉缓推,或 20~60ml 加入 10% 葡萄糖注射液 500ml 中,静脉滴注。

枳实针 5~10ml 加入 50% 葡萄糖注射液 20ml 内,静脉缓推,每隔 15 分钟 1 次,连续 2 次后,再以 20~80ml 加入 5% 葡萄糖注射液 500ml 内,静脉滴注。

6）血瘀气脱证

复方闹羊花针（闹羊花、川芎、草乌、当归）首用 2ml,加入 10% 葡萄糖注射液 1 000~1 500ml 中,静脉滴注,以后用半量,1 日 2~3 次。

东莨菪碱成人每次 0.01~0.02mg/kg,加入 5%~10% 葡萄糖注射液 500ml 中,静脉滴注,每隔 10~20 分钟 1 次。

丹参注射液每次 20ml 加入 10% 葡萄糖注射液 250~500ml 中,静脉滴注。

（3）针灸:疏通经络气血,调整阴阳平衡。

体针:人中、涌泉,配少冲、素髎、内关,强刺激,间断捻转。

灸:关元、气海,艾条灸 15 分钟,适用于寒厥阳亡。

耳针:皮质下、肾上腺、内分泌、心、升压点。两耳交叉取穴,间歇捻转、留针 1 小时。

（4）热熨法:盐、麦加醋炒热,布包热敷神阙、气海。

（5）嗜鼻法:藜芦、瓜蒂、雄黄、煅矾石,等份,研末,少许吹鼻中。

2. 辨证论治

（1）热毒内陷证

症状:发热或高热,胸腹灼热、四肢凉或厥冷、烦躁不安、神情淡漠或昏愦、气促息粗、口渴欲饮、尿赤少、便秘、舌质红苔黄或黄燥、脉小数或沉滑数。

治法:清泄热毒。

方药:承气白虎汤加减。生石膏、知母、甘草、大黄、枳实、黄连、连翘等。热毒炽盛配黄连汤泻火解毒;热入营分,配犀角地黄汤凉营解毒。

加减:腑实加芒硝;热入营分加丹皮、丹参;津气耗伤加生晒参、麦冬;窍闭昏厥加广郁金、莲子心、鲜石菖蒲,另予安宫牛黄丸或至宝丹。

(2)气阴耗竭证

症状:神烦或神萎、倦怠、嗜睡、肢端凉或欠温、身出黏汗、心慌不宁、气短颧红、口渴、尿少、舌质红或淡红、苔薄黄、脉细数无力、参伍不调。

治法:益气养阴。

方药:生脉散加味。人参(或西洋参)、麦冬、五味子、玉竹、黄精、山萸肉、煅龙骨、煅牡蛎等。

加减:热郁于里,配黄连、莲子心;阴伤较重配生地。

(3)寒厥阳亡证

症状:不发热、畏寒、四肢厥冷、蜷卧、面色苍白、唇绀、爪甲青紫、气促息微、甚则冷汗淋漓、神志淡漠或昏昧、舌质淡白、脉微细、模糊不清或沉伏。

治法:回阳救逆。

方药:四逆汤、参附龙牡汤。制附子、干姜(脉伏者倍量)、炙甘草、龙骨、牡蛎、红参等。

加减:阴寒内盛加肉桂;元气欲脱加山萸肉;面赤烦躁加黄连、童便反佐从治。

(4)血厥(溢)气脱证

症状:有长期反复出血,或突然血出暴急量多,神志昏昧,汗出肢冷,呼吸气促,口唇指甲淡白,面色萎黄,舌质淡,脉细数或芤。

治法:益气摄血。

方药:独参汤、当归补血汤。红参、黄芪、当归、炙甘草、大熟地、山萸肉等。

加减:血虚内寒加制附片、炮姜;冷汗淋漓欲脱,加煅龙骨、煅牡蛎。

(5)肝厥气脱证

症状:发病前多有强烈情志刺激,或因剧痛突然昏厥,面青、呼吸粗急或气憋如塞、腹胀、四肢逆冷、舌苔薄白、脉沉弦或伏。

治法:理气宣郁。

方药：四逆散加减。柴胡、枳实、白芍、甘草、青皮、陈皮、广郁金、石菖蒲等。

加减：气闭脉伏，另取麝香0.06~0.09g研散，水调饲服。

（6）血瘀气脱证

症状：面黯，口唇青紫，皮肤有瘀斑、花纹，四肢青冷，胸闷，神情躁动不安，或昏沉不清，舌质黯紫，脉沉细涩或结。

治法：活血通脉。

方药：血府逐瘀汤加减，阳虚血瘀用救急回阳汤（即附子理中汤加桃仁、红花）；热毒瘀郁，用解毒活血汤（即四逆散加连翘、葛根、当归、生地、桃仁、红花）。柴胡、枳实、青皮、炙甘草、广郁金、赤芍、桃仁、牛膝等。

加减：热郁加丹皮、丹参；寒盛配红花、川芎；气虚合人参、黄芪；血虚合当归、白芍、熟地。

（七）护理

1. 宜静卧，忌搬动。

2. 体位：平卧位或头低脚高位，下肢抬高15°~20°（如有心衰、肺水肿取半卧位）。

3. 注意保暖，用热水袋温暖四肢，在冬季补液时把输液管盘曲在热水袋上。

4. 立即建立静脉通道，以便输液、输入药物。

5. 根据病情调整补液速度，早期快速大量补液，以后根据血压、心率、尿量等变化调整补液速度。

6. 建立24小时监护观察，每半小时至4小时记录1次，密切注意病情的顺逆。

（1）血压：收缩压大于10.67kPa（80mmHg），脉压大于2.67kPa（20mmHg）者顺；收缩压小于10.67kPa，脉压小于2.67kPa者逆。

（2）神情：由烦躁而昏愦，甚则瞳孔散大者重；由烦躁而转为安静者顺。

（3）面色：青苍或发绀者逆，面色转红、发绀转黄而带红者顺。

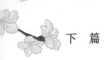
（4）气息：呼吸气息粗大者尚轻，气短息微者重，气息急促者危。

（5）尿量：少尿无尿者逆，有尿尿多者顺（每日尿量少于 500ml 表示厥脱未复）。

（6）体温：陡降或肛趾温差增大，或指趾端冷至腕踝关节者危。

（7）肢厥：肢端厥冷回温者顺；肢体厥冷加重为逆。

（8）出汗：出汗渐敛者顺；冷汗淋漓者危。

（9）脉象：虽细无力，但指下不乱，至数分明者顺，若微细欲绝、细疾、模糊不清、散乱不齐者逆。

（10）心率：逐渐加快者，突降至 60 次 /min 以下者为危，逐渐恢复至 60~80 次 /min 为顺。

7. 昏迷病人注意呼吸道通畅，保护角膜，保持皮肤干燥，预防褥疮。

十六、清气凉营法治疗病毒感染性高热的探讨 ①

病毒感染性高热，属于外感发热范畴，主要见于流行性感冒、流行性出血热、流行性乙型脑炎、流行性腮腺炎及腮腺炎脑炎等，具有较强的流行性和传染性，故属于瘟疫范畴。其发病率高，病重者常因心、脑、肺、肾受到严重损害而死亡。当前国内外尚无特效抗病毒药物，因此，探讨病毒感染性高热的病理特征，寻求辨治其有效的方药，对发挥中医药的优势，提高治疗本病疗效，有着极为重要的意义。

（一）气营热盛是其基本病理特征

外感发热一般按卫气营血传变，亦可见到三焦、六经形证，如治疗得当，邪热往往于卫分、气分而解。而病毒感染性高热具有强烈的传染性和流行性，发病急骤，病情严重，卫气营血传变过程迅速，往往兼夹并见。临床所见，初起以单纯卫分证出现者少见，往往表现卫气同病，或直接发自气分，某些重症病例在气分甚至卫分阶段，热毒多已波及营

---

① 本文摘录于：金妙文，周仲瑛．清气凉营法治疗病毒感染性高热的探讨［J］．辽宁中医杂志，2015，42（8）：1416-1418.

分,出现重叠兼夹,两证并见,极易内陷营血,如流行性出血热、流行性乙型脑炎等,多表现气营两燔之候。

病毒感染性高热之所以传变迅速,难以在卫气分阶段中止病情而传入营分,和感受的瘟邪疫毒深重有密切的关系。从临床来看,多种急性病毒感染性疾病,均可表现为持续高热,面红目赤,心烦,全身酸痛,口苦,口渴,舌质红赤,苔黄燥,脉滑数或洪大等症。由此可见,热毒炽盛是其基本的病理特征。热毒不仅是指从外感受的温热邪毒,更主要的是指邪毒作用于机体后所化生的火热之毒,而热毒的存在又必然进一步伤害人体脏腑组织,产生腑实、阴伤、血瘀等一系列病理改变。热毒化火入里,蕴积阳明,与肠中糟粕结成燥屎,导致热结腑实,腑气不通,邪热无以外泄,而腑实愈结,邪热愈炽,腑热上冲,热扰心神,可见神昏、谵妄等。阴伤是温热病的共同特征,病毒性高热邪热鸱张,必然灼伤阴津,阴液亏损,一方面使脏腑组织缺乏足够的濡养,功能活动严重损害,机体抗病力明显下降,另一方面,阴伤不胜阳火,使邪热之势更炽,进一步耗伤阴液,正不胜邪,气热传营,同时,阴液耗伤、脉道不充、血液黏稠,可致血行艰涩为瘀,或因热伤血络,迫血妄行,血出留瘀。如此虚实互为因果,形成邪热传营的重要病理环节。

(二)对气热传营的认识

清气凉营法治疗外感热病重证的重要意义在于截断热毒的深入,扭转气热传营之态势,这只有在了解疾病传变规律,辨识热入心营前驱症状的基础上,才能于病入营分之前应用凉营化瘀药物。秦伯未谓:"温病必须防止入营,已见入营的苗头,必须想法转归气分""何以知其入营?其前驱症状为舌质红绛,苔色渐呈深黄少液,伴见烦躁不安等"。所谓前驱症?前驱症是心营前期证的一部分,是表现热入心营病理本质的前奏。这些年来,在温病截断扭转思想启发下对热入心营前驱症的研究很受重视。认为它是气分证向营分证转变过渡阶段出现的带有营分证信息的某些症状和体征,亦即在一派气分邪热炽盛见症的同时,出现的一些预示邪热已经或将要传入心营的表现。可见,不管是心营前期症还是营分先兆症,都表明邪热有深入营分之趋势,随时可出现典型营分证表现。我们在临床实践中体会到，气分热传营分，或卫分逆传心营是一个由气（卫）及营的演变过程，为了强调这一过程的动态性，故提出气热传营态势的概念。由于病毒感染性高热的常见疾病发病急骤，病情严重，其临床表现为高热、面红目赤、口渴欲饮、心烦不安、全身酸痛、便秘、尿赤、舌红苔黄、脉数等一派火热炎上亢奋症状，在病程中极易化火伤阴或内陷生变，出现动风、动血、窍闭等危逆证候。其传变有一般外感温病普遍规律，但更有它的特殊性。卫气营血传变过程迅速，往往兼夹并见。临证所见，初起以卫分证出现者少见，而往往呈卫气同病，或直接发自气分，某些病例初起卫气同病之时，即可波及营分，出现心烦不安、肌肤黏膜隐见疹点等，表明病情急重，易于发生气营传变，多表现为气营同病。根据这一病理特点，在治疗时采用清气凉营法，不仅可以气营两清，解除气营热炽之状态；而且可以药先于证，拦截气热传营趋势，是早期应用清气凉营法治疗外感热病重证的依据。

（三）清气凉营是其基本治疗大法

对温热性疾病的治疗，一般都遵循"在卫汗之可也，到气才可清气"的原则。如邪在卫表即用寒凉清里，或邪尚在气分即妄投凉营之品，则有引邪入里、凉遏冰伏之弊。但就病毒感染性高热重症来说，由于卫气营血传变过程极为迅速，在气分阶段甚至卫分阶段，邪热多已波及营分，多具有气营两燔之候，为此，到气就可气营两清，只要见到高热，口渴，面红目赤，或心烦、肌肤黏膜隐有疹点，舌红，少津等症，就须在清气的同时，加入凉营泄热之品，先安未受邪之地，以防止热毒进一步内陷营血，阻断病变的发展。

其基本方药为大青叶 30g、金银花 15g、知母 10g、大黄 10g 等组成。诸药配伍合用，具有清气泄热、泻火解毒、凉营化瘀作用。据此研制的清气凉营注射液，治疗流行性出血热、流行性乙型脑炎、流行性腮腺炎及腮腺炎脑炎、流行性感冒等病毒性疾病 361 例，能及时控制高热，中止病情传变，缩短病程，提高疗效，降低病死率，病死率降至 0.83%，明显优于西药对照组 5.91%（$P<0.01$），取得了非常满意的疗效。

(四) 讨论

1. 清气凉营注射液对多种病毒感染性高热有效　综合以往临床资料分析表明,多种病毒感染性高热重症,多表现出"病理中心在气营"的特点。我们按照"异病同治"原则,应用清气凉营注射液治疗并获得满意疗效,提示其是病毒感染性高热的有效方药。临床研究表明,清气凉营注射液具有明显退热和解毒作用。治疗组药后体温可在短时间内下降,其降温特点为身热渐降,少量出汗,无反跳现象。据此,我们认为清气凉营注射液通过邪从表解,热随汗降。其降温效果不属对症效应,而是由于药物的解毒作用,在早期抑制了病毒,从而减轻病毒及毒素对机体的损害,故临证必须早期应用,才能迅速阻止其病理演变。动物实验亦证明清气凉营注射液具有抗病毒、退热、消炎、调节免疫功能等作用。

2. 到气就可气营两清　阻断病情发展,一般而言,对温热病气分证的治疗,必须遵循"到气才可清气"的原则,更不应妄投凉营之品,以免凉遏太早,导致邪热内陷入里。但就某些瘟疫重病来说,由于卫气营血传变过程极为迅速,在气分阶段甚至卫分阶段,邪热多已波及营分,为此,到气就可气营两清,只要见到高热,面红目赤,或肌肤黏膜隐有疹点,口渴,心烦,舌红、少津等症,就须在清气同时,加入凉营泄热之品,以防止病邪进一步内陷营血。另一方面须注意,即使邪热内传入营,亦应在清营药中参以透泄,分消其邪,使营分之热转出气分而解,此即叶天士所谓"入营犹可透热转气"的论点。临床所见,在发热早期应用清气凉营剂确能明显提高疗效,降低病死率。

3. 清气凉营,祛邪可以扶正　以往实验研究表明,本品能激活细胞免疫及补体 C3,抑制体液免疫,诱生干扰素及促进白细胞介素 -2 生成。因此,说明清气凉营剂的作用是多方面的,它既有直接、间接抑制病毒作用,对机体免疫紊乱亦有双向调节作用,有助于增强抗病能力,说明本品通过祛邪可以取得扶正的效果。

4. 清气凉营注射液组方　清气凉营注射液由大青叶、金银花、知母、大黄等组成,大青叶清热凉血解毒,用于时行热病;金银花清热

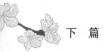

解毒,既清气分之热,又解血分之毒;大黄泻火解毒、凉血化瘀;知母清热泻火,滋阴润燥,止渴除烦。诸药配伍具有清气泄热、凉营解毒功效。

十七、中医药治疗病毒感染性高热的体会①

近年来病毒性疾病如 SARS、甲型 H1N1 流感对人类的健康造成了很大的威胁,中医药以其独特的疗效引起世界的关注,并得到了 WHO 专家的肯定。多年来,我们以卫气营血辨证,用清气凉营法治疗病毒感染性高热,深入探索病毒感染性高热的证治规律,兹述体会如下,以冀对中医药治疗甲型 H1N1 流感有所启迪。

(一)病毒感染性高热病机特点——热毒炽盛,邪热极易传营

病毒感染性疾病,按其临床表现,属中医温病范畴。传变是温病普遍的规律,一般温病病情轻浅,如治疗得当,邪热往往于卫分、气分而解。而病毒感染性高热具有强烈的传染性和流行性,发病急骤,病情严重,卫气营血传变过程迅速。一般初起以单纯卫分证出现者少见,临床经常表现为卫气同病,或直接发自气分,某些重症病例在气分甚至卫分阶段,热毒多已波及营分,出现重叠兼夹,两证并见,极易内陷营血,如流行性出血热、流行性乙型脑炎等,多表现气营两燔之候。从临床来看,均可表现为持续高热,面红目赤,心烦口苦,舌红赤、苔黄燥,脉滑数或洪大等症。由此可见,热毒炽盛是本病基本的病理特征。热毒不仅是指从外感受的温热邪毒,更主要的是指邪毒作用于机体后所化生的火热之毒。热毒重灼阴液,津液亏损,正不胜邪,气热传营。同时,阴液耗伤,脉道不充,可致血行艰涩为瘀,或因热伤血络,迫血妄行,血出留瘀。如此虚实互为因果,形成邪热传营的重要病理环节。

① 本文摘录于:谢立群,金妙文.中医药治疗病毒感染性高热的体会[J].江苏中医药,2009,41(10):36-37.

（二）病毒感染性高热治疗方法——异病同治，气营两清，阻断病情发展

一般而言，对温热病气分证的治疗，必须遵循"到气才可清气"的原则，更不应妄投凉营之品，以免凉遏太早，导致邪热内陷入里。病毒性高热虽有温病卫气营血传变的一般规律，但临床所见多重叠兼夹，界限不清，传变过程极为迅速，在气分阶段甚至卫分阶段，邪热多已波及营分。南京中医药大学周仲瑛教授经近30年临床研究，认为其病理中心在气营，为此，到气就可气营两清。只要见到面红目赤，或肌肤黏膜隐有疹点、舌红、少津、口渴等症，就须在清气的同时，加入凉营泄热之品，先安未受邪之地，以防止热毒进一步内陷营血，阻断病变的发展。另一方面须注意，即使邪热内传入营，亦应在清营药中参以透泄，分消其邪，使营分之热转出气分而解，此即叶天士所谓"入营犹可透热转气"的论点。

我们自拟清气凉营方治疗病毒感染性高热。本方由大青叶、金银花、大黄、知母、青蒿等组成，方中大青叶清热凉血解毒；金银花既清气分之热，又解血分之毒；大黄泻火解毒，凉血化瘀，使热毒从下而解；知母清热泻火，滋阴润燥；青蒿清热透邪。诸药共用，具有气营两清之功。清气凉营方不仅具有气营两清、祛邪解毒的作用，通过祛邪还能扶助正气，提高机体抗病能力。药理研究证明大青叶、金银花、大黄均具有抗病毒的作用，体外和在体实验均表明抗流感病毒和抗流行性出血热病毒作用显著。"清气凉营"能增强巨噬细胞的吞噬能力，对仙台病毒、铜绿假单胞菌、大肠杆菌、啤酒酵母所形成的高热模型，均有显著的抑热和退热作用。按照"异病同治"的原则，临床研究表明用清气凉营方治疗流行性出血热、流行性乙型脑炎、流行性腮腺炎及腮腺炎脑炎、重症感冒等，在疗效、体温下降时间、主要症状体征改善情况、免疫功能状况、对流行性出血热肾功能的影响等方面均明显优于对照组，提示清气凉营剂对病毒感染性高热有较满意疗效。

（三）结语

在病毒性疾病的治疗中，中医与西医各有优势。中医学从整体入

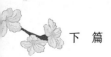

手,调节机体的免疫力。中医药有双向调节作用,可通过调节机体免疫力抗病毒。中医理论认为"正气存内,邪不可干;邪气所凑,其气必虚"。现代免疫学提出的免疫防御功能与中医的"正气"抵御外邪的作用相类似,免疫功能在各种病毒感染性疾病中起着重要作用,提高机体免疫功能对感染性疾病有重要意义。中医辨证用药,充分调动机体正气去抗邪,或是直接杀死病毒,或是调节人体的免疫系统,使机体免疫与病毒达到一种平衡状态,或是通过免疫细胞识别和吞噬病毒。中医药的双向调节作用,可使免疫亢进的得以抑制,免疫抑制的得以提高。

中医药治疗的优势还体现在整体论治、辨证论治、辨病与辨证论治相结合等方面。针对疾病的不同时期、不同阶段、不同的临床表现,分清标本缓急虚实变化,或扶正,或祛邪,或二者兼顾,通过整体治疗,既顾护人体的正气,又使邪有出路,使免疫功能得以恢复,病毒则可被抑杀。对于经常变异的流感病毒,中医药也可因时因地因人制宜,制定中医药治疗方案。中医药还可以及早用药,保护身体机能,不至于等到病毒在体内大量复制使免疫功能受损后再亡羊补牢。

中医药对病毒感染性疾病的作用是肯定的,在病毒性疾病的治疗中,中医与西医各有优势,但西医不可能替代中医,因为西医的大多数抗病毒药物尚无明显的效果,抗生素对病毒性疾病无效。在人类延续历程中会有新的病原微生物不断出现,产生新的疾病,对付这些疾病,中西医结合是最重要的治疗手段。

十八、中医药治疗病毒感染性高热临床研究 [①]

我们按照"异病同治"的原则,研制出具有清气凉营功效的"清气凉营注射液"和"清瘟口服液",自 1987—1991 年治疗出血热、流行性乙型脑炎、腮腺炎及腮腺炎脑炎、重症感冒等病毒感染性高热 616 例,与对照组相比,明显效佳,现总结报告如下。

---

① 本文摘录于:周仲瑛,金妙文,汪君梅,等.中医药治疗病毒感染性高热临床研究[J].中国中医急症,1994,3(1):5-7.

1. 一般资料

（1）全部病例均为住院及急诊观察室病人。

（2）性别与年龄：治疗组 616 例中，男 415 例，女 201 例；对照组 402 例中，男 271 例，女 131 例。平均年龄（$\bar{x} \pm SD$），治疗组为 31.24 ± 22.34 岁，对照组为 30.41 ± 24.45 岁。

（3）入院病日：两组最早均为第 1 病日；治疗组最迟为第 7 病日，对照组为第 8 病日。以第 3~5 病日多见，治疗组 430 例，占 70.94%；对照组 299 例，占 74.37%。

（4）入院时体温情况 39℃以上者，治疗组 580 例，对照组 373 例；39℃以下者，治疗组 36 例，对照组 29 例。

（5）两组病种分布情况：治疗组 616 例中，出血热 408 例、乙脑 71 例、流行性腮腺炎及腮腺炎脑炎 77 例、重症感冒 60 例；对照组分别为 275 例、31 例、45 例、51 例。

两组相比，入院时病情基本相似。

2. 病毒感染性高热诊断及疗效评定标准

参考全国高热急症协作组有关诊疗常规、病名诊断及全国高等医学院校统编教材《传染病学》。

3. 治疗方法

两组基础治疗相同，均予纠正水电解质、酸碱平衡失调。出血热加用丹参注射液，每日 20ml，静脉滴注；乙脑、腮腺炎脑炎水肿颅内压增高时加用高渗脱水剂（20% 甘露醇、50% 葡萄糖注射液交替应用），积极治疗并发症。

（1）治疗组：①"清气凉营注射液"，每次 40~60ml 加入 10% 葡萄糖注射液 250ml 内静脉滴注。中毒症状明显者，可增大为 80ml，日 1 次。每疗程 3~5 日，儿童酌情减量。②"清瘟口服液"，每次 10ml，口服，日 4 次。每疗程 3~5 日，儿童酌情减量。

（2）对照组出血热、乙脑、流行性腮腺炎及腮腺炎脑炎、重症感冒均予相应的西医常规治疗。

4. 治疗结果

（1）两组疗效比较治疗组 616 例中，显效 579 例（96.92%），有效 15

例（2.43%），无效 4 例（0.65%），总有效率 99.35%，病死率 0.65%；对照组 402 例中，显效 348 例（79.1%），有效 47（11.7%），无效 37 例（9.2%），总有效率 90.8%，病死率 9.2%。两组相比有非常显著差异（P 均 <0.01）。

（2）体温变化情况

1）两组用药后体温变化：治疗组药后平均 8.23 ± 1.02 小时体温开始下降，平均 1.51 ± 0.79 天体温复常；对照组则分别为 20.40 ± 15.85 小时、2.87 ± 1.19 天。P 均 <0.01。

2）各种疾病体温变化情况：见表 1。

表 1 药后各种疾病体温变化情况（$\bar{x} \pm SD$）

病名	组别	例数	体温开始下降时间 /h	体温复常时间 /d
出血热	治疗组	408	8.81 ± 4.71 [△△]	1.57 ± 1.44 [△△]
	对照组	275	19.84 ± 15.7	2.92 ± 1.49
流行性腮腺炎	治疗组	77	8.80 ± 2.90 [△]	1.69 ± 1.12 [△]
及腮腺炎脑炎	对照组	45	12.10 ± 10.90	2.83 ± 1.42
流行性乙型脑炎	治疗组	71	3.50 ± 1.10 [△]	1.34 ± 0.74 [△△]
	对照组	31	5.90 ± 4.80	2.41 ± 2.06
重症感冒	治疗组	60	5.40 ± 3.90 [△△]	1.52 ± 0.97 [△△]
	对照组	51	16.50 ± 13.80	2.76 ± 1.39

注：[△] P<0.05；[△△] P<0.01。

（3）对出血热病程的影响：见表 2。

表 2 出血热药后两组病程演变情况

组别	例数	发生低血压休克		发生少尿、尿闭		五期经过
		药前	药后	药前	药后	
治疗组	408	30	8	31	23	10
对照组	275	25	23	37	51	28
P		>0.05	<0.01	>0.05	<0.01	<0.01

（4）对出血热肾功能的影响：治疗组 408 例中，药前尿蛋白（+++）以上者 296 例（72.50%），药后尿蛋白转阴时间平均 4.58±1.94 天，药前尿素氮 10.71mmol/L 以上者 179 例（41.11%），药后尿素氮复常时间平均 5.8±2.55 天；上述项目，对照组 275 例中，分别为 178 例（64.71%）、6.15±2.91 天、109 例（38.79%）、7.99±4.05 天。两组对比，上述项目 P 值分别为 $P>0.05$、$P<0.01$、$P>0.05$、$P<0.01$。

（5）对主要症状体征的影响：药后主要症状消失时间治疗组平均为 2.52±1.14 天，对照组平均为 4.25±1.15 天，$P<0.05$。

（6）对免疫功能的影响

1）细胞免疫：① PHA 皮试，治疗组、对照组中各有 105 例进行 PHA 皮试测定，观察其用药前后的动态变化。观察结果，药前皮试（±），治疗组 3 例（2.86%），对照组 4 例（3.81%），$P>0.05$，药后 7 天阳性者，治疗组 86 例（81.9%），对照组 64 例（60.95%）。药后 15 天阳性者，治疗组 105 例（100%），对照组 82 例（78.09%），P 均 <0.01。② 两组 T 淋巴细胞的酸性脂酶阳性率比较：T 淋巴细胞酸性脂酶（ANAE）阳性率治疗后减去治疗前所得平均值，治疗组明显高于对照组，$P<0.01$。

2）体液免疫：对免疫球蛋白的影响，两组各检测 60 例，药前、药后 10 天各检测 1 次，检测结果，治疗前两组各项指标检测均升高，治疗后 IgG、IgM、IgA，两组均有下降，治疗组低于对照组，$P<0.05$。

（7）对甲皱微循环的影响：对 60 例重症出血热病人进行治疗前后甲皱微循环动态观察。两组各 30 例，微循环障碍复常时间，治疗组为 3.56±3.42 天，对照组为 5.24±3.64 天，$P<0.05$。

5. 讨论

（1）清气凉营剂对多种病毒感染性高热有效：综合大量临床资料分析表明，多种病毒感染性高热重症，多表现出"病理中心在气营"的特点。我们按照"异病同治"原则，应用清气凉营剂治疗并获得较满意疗效，提示其是病毒感染性高热的有效方药。

本观察表明，清气凉营剂具有明显退热和解毒作用。治疗组药后体温可在短时间内下降，体温复常平均时间明显短于对照组，$P<0.01$。其降温特点为身热渐降，少量出汗，无反跳现象，用口服液多见大便日

行 2~3 次,便后自觉畅快。据此,我们认为,"清气凉营注射液"和"清瘟口服液"通过不同途径而降温:前者邪从表解,热随汗降;后者邪从下泄,热随利减。其降温效果不属对症效应,而是由于药物的解毒作用,在早期抑制了病毒,从而减轻病毒对机体的损害,故临证必须早期应用,才能迅速阻止其病理演变。动物实验亦证明清气凉营剂具有抗病毒、退热、消炎作用。

(2)到气就可气营两清,阻断病情发展:一般而言,对温热病气分证的治疗,必须遵循"到气才可清气"的原则,更不应妄投凉营之品,以免凉遏太早,导致邪热内陷入里。但就某些温疫重病来说,由于卫气营血传变过程极为迅速,在气分阶段甚至卫分阶段,邪热多已波及营分。为此,到气就可气营两清,只要见到面红目赤,或肌肤黏膜隐有疹点,舌红,少津,口渴等症,就须在清气的同时加入凉营泄热之品,以防止病邪进一步内陷营血。另一方面须注意,即使邪热内传入营,亦应在清营药中参以透泄,分消其邪,使营分之热转出气分而解,此即叶天士所谓"入营犹可透热转气"的论点。临床所见,在发热早期应用清气凉营剂确能明显提高疗效,使病死率降至 0.63%,与对照组 9.2% 相比,$P<0.01$。

(3)清气凉营,祛邪可以扶正:实验表明,本品能激活细胞免疫及补体 C3,抑制体液免疫,诱生干扰素及促进白细胞介素 -2 生成。因此,说明清气凉营剂的作用是多方面的,它既有直接、间接抑制病毒作用,并对机体免疫紊乱有双向调节作用,有助于增强抗病能力,故治疗组未发生继发感染,而对照组继发感染者 8 例,说明清气凉营剂通过祛邪可以取得扶正的效果。

(4)"清气凉营注射液"和"清瘟口服液"的组方

1)"清气凉营注射液"由大青叶、金银花、大黄、知母、淡竹叶组成,具有气营两清、化瘀解毒之功。每剂药制成 20ml,每 1ml 含生药 7.2g。

2)"清瘟口服液"由大青叶、生石膏、知母、金银花、大黄、赤芍、白茅根、鸭跖草组成,具有气营两清、化瘀解毒之功。每剂药制成 20ml,每 1ml 含生药 8g。

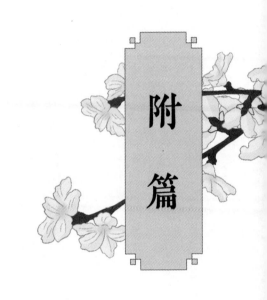

附篇

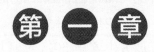

仝小林教授对流行性出血热的认识与研究

一、仝小林教授参与流行性出血热的救治实践与研究

仝小林教授作为国医大师周仲瑛教授所带的第一个博士,1985—1988 年,跟着周老做国家"七五"攻关课题"病毒性高热的中医药治疗"。读博士的三年间,他每年都跟着医疗队深入苏北流行性出血热高发地区,在周老的指导下从事流行性出血热的一线抢救及科研工作。三年的基层实践,使他有机会接触到出血热病人的第一手资料,也使他亲眼见到了流行性出血热的凶险。我们从仝小林教授当年抢救重症出血热患者的医案中便能感受到当时情况的危急。

1. 虚风内动,复感外邪案(二次肾功能衰竭)

男患,38 岁,农民。住院号 5985。因高热、头痛、腰痛 5 天,于 1986 年 11 月 26 日入院。查体:体温 39℃,脉搏 124 次 /min,呼吸 20 次 /min,血压 60/44mmHg。醉酒貌,两腋下皮肤有散在出血点,软腭可见出血点,球结膜充血水肿Ⅲ度。双肾区叩痛阳性。实验室检查:尿蛋白(+++)。西医诊断为流行性出血热(低血压休克期),予以抗休克治疗。翌日体温 40.5℃,少尿,并见血性尿膜,烦躁不安,血压 80/60mmHg,球结膜水肿Ⅲ度。心音低钝,腹软,叩诊有移动性浊音。尿素氮 22mmol/L,肌酐 264μmol/L,总蛋白 4.5g,白蛋白 2.8g,球蛋白 1.7g,病情危重,"三期"重叠,经用清瘟合剂、清气凉营针治疗,体温降至正常,进入多尿期。但第 7 天,因复感外邪,高热又起,体温 39℃,痛苦面容,语音低微,目睛凹陷,鼻塞咳嗽,痰白黏稠,呼吸急促,胸闷泛恶,口唇干裂,晨发抽搐,午后再作。发时两目直视,呼吸喘憋,四肢躁动,舌质红绛,无津无苔,中有裂纹,卷缩难伸,脉细滑数无力。血压 200/130mmHg,经用利血平、酚妥拉明,血压降至 116/70mmHg,

心率 140 次 /min, 尿素氮 80.4mmol/L, 肌酐 1280μmol/L。中医诊断:疫疹(肝肾大伤、复感外邪、肺胃痰热内蕴)。上实下虚,故分而治之。

方 1:生龟板 30g(先煎),生鳖甲 30g(先煎),生龙牡各 40g(先煎),怀牛膝 10g,杭白芍 30g,生甘草 10g,大生地 15g,玄参 10g,钩藤 15g(后下),另羚羊角粉 3g(冲服),1 付煎汤顿服。

方 2:黄芩 20g,龙胆草 15g,山栀子 15g,丹皮 15g,大生地 30g,全瓜蒌 20g,杏仁 10g,法半夏 10g,藿香、佩兰各 15g,茯苓 15g,砂仁 6g(后下),1 付煎汤顿服。

上两方交替服用。

当日 19 点服方 1,22 点服方 2,次日凌晨 30 分,体温降至 38.2℃,呼吸平稳,心率 126 次 /min,抽搐未作。翌日上午,体温 36℃,心率 80次 /min,脉转有力,原方减量,继服三天,日各一剂,体温一直正常,唯食纳欠香,遂改投香砂六君子汤加减方,食欲渐增,诸症消失。12 月 17 日复查肾功能,尿素氮、肌酐已完全复常,12 月 29 日痊愈出院。

按:该患入院后,经中西医结合治疗已由"三期"重叠进入多尿期,但由于继发感染造成二次肾衰。尤以神经系统、心血管系统、胃肠道症状明显。从中医辨证来看,既有热灼真阴,肝肾大伤,虚风内动之象,又有肺胃痰热之候,故用大定风珠化裁,滋阴潜阳,柔肝息风,解痉止抽,用龙胆泻肝汤、小陷胸汤化裁,清热燥湿,化痰醒脾。二方交替服用,上下同治,实虚两顾,遂使高热退,肝风平。后以调理脾胃收功。

2. 水毒凌心犯肺案

男患,32 岁,农民。因发热、头痛、眼眶痛、腹痛、腰痛 6 天,少尿 2天,于 1986 年 12 月 3 日入院。住院号:6107。查体:体温 37℃,脉搏100 次 /min,呼吸 20 次 /min,血压 110/92mmHg。精神萎靡,两腋下皮肤及软腭黏膜可见出血点,酒醉貌,球结膜充血、水肿Ⅲ度,心音低钝,肾区叩痛阳性。实验室检查:红细胞 100g/L,白细胞 13.6×10^9/L,中性粒细胞百分比 50%,淋巴细胞百分比 50%,血小板 70×10^9/L,尿蛋白(+++)。镜检:尿红细胞少许,颗粒管型(+)。西医诊断:流行性出血热(重度)。入院第二天,体温 39.2℃,全身中毒症状加重,球结膜下出血,皮肤注射部位出现小片痕斑。24 小时尿量 640ml。此后,尿量继续减少(24 小时 390ml),并见血性尿膜,多言谵语,躁动不安。经西药利尿导泻,病情有所缓解,体温复常。入院第 4 天,病情急剧恶化,体温陡升至 40℃,狂躁欲起。目直骂詈,不识亲疏,多人按压不住。满面通红,口鼻气热,腹胀,二便失禁。当即针刺人中、二间、合谷、劳宫,行强刺激,三阴交透绝骨,内关透外关,留针四十分钟,躁动减轻,病人安静。但 1 小时后又复躁动,大喊大叫,一夜未宁。次日早晨,体温 39.6℃,仍神昏谵语,四肢不温,双侧手背、左上臂大片瘀斑,球结膜下出血严重。呼吸喘憋,痰多而黏,颈静脉怒张,双肺满布湿啰音,心率 150 次 /min。尿闭,膀胱区叩诊浊音。口鼻气热,鼻尖如烟熏,口干大渴,口臭口苦,胸腹灼热。舌有裂纹,红绛无津,尖边芒刺,前部无苔,中后薄黄,脉细滑数无力。此时已发展至多系统脏器衰竭。肾衰、心衰、脑衰、呼衰、DCI 等同时存在,刻下尿闭告急,故先予导尿(导出尿液 600ml)。中医辨证:疫疹(水毒凌心犯肺)。盖由热毒深入下焦营血,肝肾大伤,疏泄、开阖失司,水蓄膀胱,毒浊滞留,上凌心肺兼有气分实热。

方 1:生地黄 200g,丹皮 20g,生石膏粉 300g(先煎),肥知母 30g,龙胆草 20g,生龙牡各 100g(先煎),灵磁石 50g,1 剂,浓煎成半碗顿服。

方 2:黄芩 30g,黄连 3g,全瓜蒌 30g,淡竹茹 20g,葶苈子 10g,桑白皮 20g,杏仁 10g,白芥子 15g,姜半夏 10g,2 剂,浓煎成半碗顿服。

另:①鲜竹沥水(每支 30ml)7 支,兑生姜汁合为大半碗,频频饮服,一日内服完。②甘遂、大戟、芫花各 1g,共研细末,用大枣 10 枚煎汤,入上药,煮沸 1 分钟,温顿服。③紫雪散 9 支,一日分 3 次服完。中午服方 1 付。下午服方 2 付,十枣汤 2 付,每次服十枣汤后 1 小时左右均有稀水样便排出,两次共约 700ml,全天服紫雪散 9 支,鲜竹沥生姜汁大半碗,服药后,遍身汗出。

次日上午体温降至 38.3℃,心率 114 次 /min,血压 112/90mmHg,喘憋明显减轻,面部发绀转红,神清语明,双肺湿啰音减少,心音低钝。24 小时尿量猛增达 3 100ml,大便 1 700g,舌象同前,但脉较前有力,病见转机,守前法不变。鉴于患者热毒、阴伤、血瘀明显,方 1 加广角粉 3g(冲服),赤芍 30g,红花 10g,北沙参 10g,生鳖甲 50g(先煎),生地加至 400g,减生石膏粉至 200g。方 2 加桔梗 3g 以调理肺气,黄芩加至 50g,瓜蒌加至100g,以加强清肺化痰之力。又服方1两付,方2一付,至当晚23点,面、唇变红,四肢转暖,心率86次/min,湿啰音减少,呼吸平稳,安静入睡。入院第7天,右肺啰音消失,仅左中、下肺可闻及少量细湿啰音,体温37℃,舌质由绛转红。热毒之势已退,原方均减量继进,病趋向愈。

按:该病患为多系统脏器衰竭,热毒、血毒、水毒互结,浊瘀水停,上凌心肺。方1配紫雪散清气凉营,宁宫安神以治其本,急以导尿以缓其标,十枣汤配葶苈子、白芥子通导大肠,峻泻逐水,清除胸膈痰饮,分消膀胱水毒。方2配鲜竹沥、生姜汁清肺化痰以治标。诸方合用,各有专攻,间隔分服,各行其道。本例瘟毒横肆,来势凶猛,非大剂重量难以克敌,故生地黄一日量最多达800g,生石膏达400g,且不拘一日一剂之常规,唯审病势之进退,以药胜病为度。可见治疗此类重证,宜大刀阔斧。杯水车薪,药难胜病,缩手缩脚,足成偾事。正如《疫疹一得》所云:"然用药必须过峻,数倍前人,方能取得斩关夺隘之效。"

基于对流行性出血热及其他急性热病诊疗经验的大量积累,仝小林教授将感染性休克作为其博士研究的主要方向,通过与整个急性热病研究团队的协作,研发出了针对感染性休克各个病机状态的系列辨证针剂。其博士毕业论文《感染性休克热厥气脱证的研究》,即是对感染性休克的一个常见证型——热厥气脱证进行系统分析总结而成,并获得了当年的优秀毕业论文一等奖。

附:仝小林教授保存的流行性出血热患者体貌特征的图片

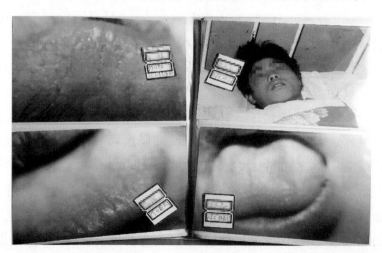

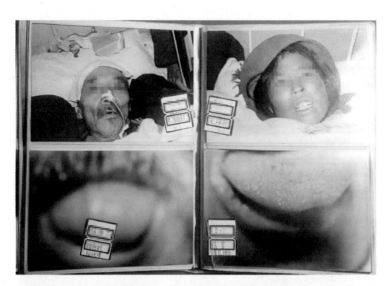

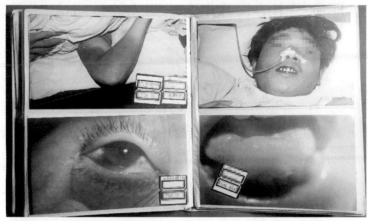

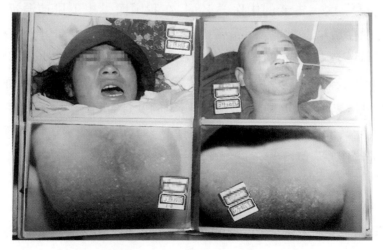

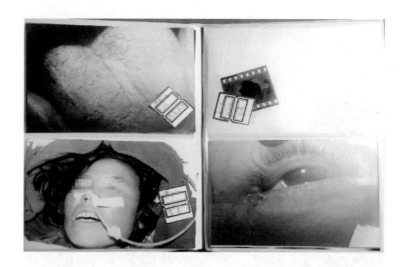

二、明确提出流行性出血热即为仲景所论"伤寒"

仲景之伤寒究竟为何病呢？遍阅历代伤寒注疏，莫衷一是。有"时行瘟疫"说，如葛洪；有"冬季感寒"说，如陶节庵、王叔和；有"寒毒"说，如庞安时；有"外感总病"说，如俞根初；有"肠伤寒"说，如祝味菊《伤寒质难》。注解纷呈，真可谓一家有一家之伤寒！究其原因，许多医家并没有亲身经历仲景所亲历之伤寒，因而很难理解伤寒之病。

（一）"伤寒"释义

"伤寒"这一古老的中医学名词，在我国医学史上可谓源远流长。无论是现存最早医学典籍《黄帝内经》，还是20世纪中期出土的《居延汉简》《武威汉代医简》，对此均有明确记载。随着东汉张仲景《伤寒杂病论》问世，经方的广泛应用及伤寒学派的兴起，对"伤寒"涵义的探讨成为后世医家研究的热点。然随着历史的变迁，人类疾病谱的变化，对"伤寒"涵义的解释出现了百家争鸣的局面。1980年版的《简明中医辞典》把"伤寒"解释为三层涵义，一是指广义伤寒，二指狭义伤寒，三指病因[1]。5版高等医药院校教材《伤寒论讲义》指出，"'伤寒'二字的涵义有广义和狭义之分……广义伤寒是一切外感疾病的总称……狭义伤寒是指外感风寒感而即发的疾病……《伤寒论》主要是讨论广义伤寒的"[2]。在辞典和教材的规范下,这些解释似乎一时间统一了全国中医的认识。然笔者细究《伤寒论》成书前后与"伤寒"相关的医史文献,综合各家研究成果,认为《伤寒论》成书前后的文献所涉之"伤寒"当作以下三种解释更妥,仲景所论之"伤寒"乃指"伤寒病",其本无广义、狭义之分。

1. **伤于寒**　"伤寒"作病因讲即"伤于寒"。《内经》有关"伤寒"的论述共 4 处,分别见于《素问·刺志论》及《素问·热论》等篇。如《素问·刺志论》"气盛身寒,得之伤寒",《黄帝内经素问译释》(以下简称《译释》)译为:"气盛而身上寒冷,是受了寒邪伤害。"《素问注释汇粹》引马莳注:"气本盛矣,而身反寒,盖得之伤寒故也,惟寒伤形,故伤寒则身寒也。"故此处的伤寒属于病因,即伤于寒。《素问·热论》"凡病伤寒而成温者",《内经选读》和《译释》皆译为"凡是伤于寒邪而成温热病的"。从本段所阐述的内容来分析,伤寒只有解释为病因——伤于寒,才符合经旨。"伤寒一日,巨阳受之",《内经选读》语译为"人伤于寒邪是从太阳经开始的",本篇是热病专论,本段讨论的是热病的发展过程及规律,而热病的病因是寒邪(人之伤于寒也,则为病热),因此,这里的伤寒解释为病因——伤于寒邪才是正确的。对"今夫热病者,皆伤寒之类也"一句中"伤寒"的解释,几乎所有医家都释为"伤寒病",作病名讲,这也是近两千年来,将"伤寒"解释为一切外感热病总称的渊源。然结合该句话所在的全段内容及句式进行分析,此处"伤寒"当解释为热病的病因,亦即伤于寒更妥[3]。其实《内经》中直接以"伤于寒"作病因讲的论述就有十处之多,如"帝曰:人伤于寒而传为热""伤于寒则阴缩入,伤于热则纵挺不收""冬伤于寒,春必温病"等,亦可为《内经》"伤寒"皆作病因讲起到旁证作用。

《难经·四十九难》曰:"何谓五邪?然:有中风,有伤暑,有饮食劳倦,有伤寒,有中湿。此之谓五邪。"《难经·五十难》曰:"中风得之为虚邪,伤暑得之为正邪,饮食劳倦得之为实邪,伤寒得之为微邪,中湿得之为贼邪。"《难经·四十九难》曰:"何以知伤寒得之?然:当谵言妄语。"前两句中伤寒均为病邪,当作病因讲无疑。第三句"何以知伤寒得之"中"伤寒"之意当放入整段文字中理解,如上下文中并列的论述有"何以知伤暑得之""何以知饮食劳倦得之""何以知中湿得之"等,文中"伤暑""饮食劳倦""中湿"三者均为疾病病因,故此处之"伤寒"亦当病因讲。

《伤寒例》引《阴阳大论》云"春气温和,夏气暑热,秋气清凉,冬气冷冽,此则四时正气之序也。冬时严寒,万类深藏,君子固密,则不伤于寒,触冒之者,乃名伤寒耳"。此句中"伤寒"若作病名讲则与整个句子的结构不对称,因前句中提到"伤于寒"这一病因,后一句是其对称句,解释亦当为病因,即"伤于寒"只不过省掉了其中的"于"字罢了。

"伤寒"作病因讲是多种疾病发病的起因。若感而即发者,如《伤寒例》"中而即病者,名曰伤寒"中的"伤寒病"。若伤于寒后伏于体内,变为伏邪,又可引发多种疾病,如温病学中的春温等,古籍中可见如《伤寒例》"不即病者,寒毒藏于肌肤,至春变为温病,至夏变为暑病";《素问·热论》"凡病伤寒而成温者,先夏至日者为病温,后夏至日者为病暑"等。

2. 伤寒病 "伤寒"作独立的疾病病名讲即"伤寒病",最早可见于《神农本草经》及后世出土的医简《居延汉简甲乙编》《武威汉代医简》。《神农本草经》中有关"伤寒"的记载12处,其中见于药物主治病种后者11处,见于药物理论阐释处者1处。如"厚朴……主中风、伤寒、头痛""巴豆,味辛,温,主伤寒、温疟、寒热,破癥瘕""大病之主,有中风、伤寒,寒热、温疟"[4]等。句中"中风""头痛""温疟"等是病名学概念,"伤寒"与之以并列关系出现在句中,当作病名讲无疑。《居延汉简甲乙编》"伤寒四物,乌喙十分,细辛六分,术十分,桂四分,以温汤饮一刀圭,日三夜再,行解不出汗""孟庆以四月五日病苦伤寒""王章以四月一日病苦伤寒""治伤寒满三日转为□"[5]。《武威汉代医简》"治伤寒遂风方,付子三分,蜀椒三分,泽泻五□,乌喙三分,细辛五分,术五分,凡五物皆治,合方寸匕,酒饮日三饮"[6]。结合两书采用的辨病论治及通治方编写体例[7],可以确定两书所论"伤寒"当作病名讲。

《伤寒论》第2条"太阳病,发热,汗出,恶风,脉缓者,名为中风",第3条"太阳病,或已发热,或未发热,必恶寒,体痛,呕逆,脉阴阳俱紧者,名为伤寒",第6条"太阳病,发热而渴,不恶寒者,为温病。若发汗已,身灼热者,名曰风温",开篇即以定义和鉴别诊断的形式,通过对不同疾病的对举将"伤寒"以病名的形式提出,且有学者通过总结《伤寒论》与《金匮要略》中"伤寒"与杂病的划分,指出"伤寒"是从一切疾病中分出的病种,而未被分出的病种则暂置于杂病中,因未被分出者众,远不止一种,故以"杂病"名之[8]。且《伤寒论》336条"伤寒病,厥五日,热亦五日……",更是直接提出了伤寒病的概念。

晋代王叔和《伤寒例》引《阴阳大论》云"其伤于四时之气,皆能为病,以伤寒为毒者,以其最成杀厉之气也,中而即病者,名曰伤寒",意思即"被四时邪气所伤皆能使人生病,以伤于寒邪为病最严重,感受寒邪即发病者,就叫作伤寒病"。可见其前一"伤寒"当为病因,后一"伤寒"则作病名讲。

3. 类伤寒　　"伤寒"作类伤寒讲,一为鉴别诊断,二是此类疾病的整个发病过程与仲景所论"伤寒"相似,可参考"伤寒"做辨证论治。有关"类伤寒"的最早论述可见于《难经·五十八难》:"伤寒有几? 其脉有变不? 然:伤寒有五,有中风,有伤寒,有湿温,有热病,有温病,其所苦各不同。""伤寒有几""伤寒有五"两句,"伤寒"即作"类伤寒"讲,"有伤寒"中"伤寒"则指"伤寒病",这样整句即可译为"伤寒之类的疾病有几种? 答曰:伤寒之类的疾病有五种,即中风、伤寒、湿温、热病、温病等"。《难经》此句是"伤寒病"与"中风""湿温""热病""温病"五种病之间的一种鉴别与归纳,同时也说明这五种疾病的发病有着某种相似的特征。

仲景《伤寒杂病论》所描述的"形作伤寒""状如伤寒"的疾病即指类伤寒病。把"伤寒"一词直接作"类伤寒"讲的,则是《伤寒论》392条,"伤寒阴阳易之为病,其人身体重,少气,少腹里急,或引阴中拘挛,热上冲胸,头重不欲举,眼中生花,膝胫拘急者,烧裈散主之。"其中"伤寒"即作类伤寒讲,说明"阴阳易"的发病既有与"伤寒病"相似的地方,又要对二者做鉴别诊断。384条,"伤寒,其脉微涩者,本是霍乱,今是伤寒,却四五日,至阴经,上转入阴,必利,本呕下利者,不可治也。"其"伤寒"亦作类伤寒讲,即"霍乱"的发病特征与"伤寒病"类似,"本是霍乱,今是伤寒"则是提醒后学应做好"伤寒"与"霍乱"的鉴别诊断。

"伤寒"作类伤寒讲的例子很多,后世医家为更明确这些类伤寒疾病,直接以"类伤寒"这一专用名词来归纳命名这些发病特征与"伤寒病"类似的疾病,如郭雍《伤寒补亡论·伤寒相似诸症十四条》中指出:"活人书论痰症、食积、虚烦、脚气四者,皆与伤寒相似,而实非伤寒……今独取朱氏之说,继之以疮毒、虫毒、戏水、瘴雾症类伤寒者,皆当辨证而后用药。"[9]

类伤寒作为一种疾病分类方法,其积极作用主要体现在对于现实中遇到的多种陌生疾病,只要其发病特征与仲景"伤寒病"相类似,即可作类伤寒处理,从而采用《伤寒论》的辨证论治方法来治疗,这样可以为陌生疾病的辨治提供方法论依据,值得我们深思。

综上所述,在《伤寒论》成书前后的文献中"伤寒"一词存在着伤于寒、伤寒病、类伤寒等三层涵义。长期以来学界一直对《伤寒论》中所论"伤寒"的本义争论不休,其根源即在于对那个时代"伤寒"涵义阐释的混乱,然明确了《伤寒论》所论之"伤寒"为"伤寒病",那么仲景"伤寒病"对于今天来说是否仍然存在,若存在,会是哪一种疾病呢?这是我们将要继续研究的问题。

(二)《伤寒论》之"伤寒"是流行性出血热

全小林早年在国医大师周仲瑛老师门下读博士,时值周老承担国家"七五"攻关课题,研究病毒性高热。作为他的博士生,当看到流行性出血热病人在结合西医学输液和对症处理的治疗条件下,仍然有10%的高死亡率,深感痛心,这些病人从开始发病到最后死亡的过程,给他留下了深刻的印象,尤其在该病的治疗中,《伤寒论》六经辨证方法及所载方药的大量运用,使其对仲景"伤寒"其病的真实所指有了新的认识,然因当时缺乏临床实践,又对仲景著作的掌握不够全面,一时间未敢轻下结论。近三十年来,随着实践经验的增多,经方的大量应用,使其更加确信了当初的认识,认为仲景"伤寒"其病很类似流行性出血热。特搜集整理与之相关的文献,给读者以明证。

1. 发病季节 流行性出血热为自然疫源性疾病,鼠为主要传染源,其发病有明显的高峰季节,其中黑线姬鼠传播者以当年11月至次年1月份为高峰,家鼠传播者3~5月为高峰[11]。在我国北方地区11月份至次年5月份的冬春季节,雨雪、霜冻、寒潮等寒性天象频发,而在仲景时代的北方地区冬春季节会是怎样呢?据我国著名物候学家竺可桢考证:"东汉时代即公元之初,我国天气有趋于寒冷的趋势,有几次冬天严寒,晚春国都洛阳还降霜降雪,冻死不少穷苦人民……三国时代曹操在铜雀台种橘,只开花而不结果,气候已比前述汉武帝时代寒冷,曹操儿子曹丕,在公元225年到淮河广陵视察十多万士兵演习,由于严寒,淮河忽然冻结,演习不得不停止。这是我们知道的第一次有记载的淮河结冰,那时气候已比现在寒冷了。"[12]东汉末年北方寒冷的气候条件,再加上流行性出血热以鼠为传播媒介,冬春季鼠类野外食源匮乏,多钻入人类居住的室内,导致该病在冬春季节容易传染给人类,导致集中暴发。那时的先民对引起此病的病原体尚未探明,仅能根据最原始直观的印象来解释命名该病,推求病因。由于该病多冬春寒冷季节发病,所以用"伤寒"这一原始的命名方式命名流行性出血热就成了顺理成章的事。

2. 传染性　流行性出血热传播途径广泛,可通过呼吸道、消化道、接触、母婴、虫媒等侵害人体,且人群对此具有普遍易感性[11],易引起区域内流行。仲景所论"伤寒病"即有与之相似的特征,曾出现一定区域内的大流行。如《伤寒论·序》所载:"余宗族素多,向余二百,建安纪年以来,犹未十稔,其死亡者三分有二,伤寒十居其七。"与之同期的曹植《说疫气》"建安二十二年,疠气流行,家家有僵尸之痛,室室有号泣之哀,或阖门而殪,或覆族而丧[4]",可见当时"伤寒"发病的面积之广。"伤寒"发病具有病势急、症状重的特点。如《伤寒论·序》:"卒然遭邪风之气,婴非常之疾,患及祸至,而方震栗……告穷归天,束手受败。""卒然"表明"伤寒"发病之迅速,病势急,"非常之疾""震栗""束手受败"表明起病症状较重,亦说明当时多数人包括医生在内对"伤寒病"都缺乏全面的认识,治疗乏策,从而产生的恐惧和无奈。这与流行性出血热起病时特征一致。流行性出血热病毒侵犯人体后,常经过2周左右的潜伏期,急骤起病,出现39~40℃的高热,全身酸痛、头痛、腰痛等全身中毒症状。约1周发展为低血压休克期,若不及时治疗,多会危及生命[11]。另外从病变的严重程度及传染性角度也可以证明仲景"伤寒"绝不是一般的外感病。

3. 疾病传变特点 流行性出血热,临床上以发热、休克、充血出血和急性肾功能衰竭为主要表现,典型病例病程中有发热、低血压休克期、少尿期、多尿期和恢复期的 5 期经过。而非典型和轻型病例可以出现越期现象,而重型患者则可出现发热期、休克期和少尿期之间互相重叠[11]。20 世纪七八十年代我国出现了一次流行性出血热的集中暴发,十几年间,大江南北多个地区均有发病的报告。中医药治疗流行性出血热的尝试始于 20 世纪 70 年代,至 80 年代末渐趋成熟。从当时我国南阳、大连、沈阳三地用中医药方法治疗该病的研究成果来看,这些地区的流行性出血热典型的五期病程经过,有符合六经传变规律之处,并发现了六经方证与流行性出血热典型临床经过有相互对应的关系,为仲景"伤寒病"乃今流行性出血热的论断提供了最有力的证据。

如傅书勤等总结出流行性出血热的临床典型病程经过,遍历了从太阳到厥阴的全过程。在临床上,传变有四条经路:①按六经常序传变,即首起太阳病—太阳少阳并病—少阳病—少阳阳明并病—阳明病—少阴病—厥阴病的传变过程。②从太阳循经入腑,表现为太阳蓄水,而多直传少阴或成结胸,不愈者,再传至厥阴。③太阳挟血分传经,循经入腑而成蓄血。蓄血证的出现可见于临床各期各经病之间,因而认为太阳挟血分传经乃流行性出血热的突出特点。④太阳病之变局,由太阳经循经入腑为蓄水或蓄血之后,而成结胸,若在蓄血之后出现结胸者多为并发。

流行性出血热的传变特点,同时也很好地解释了《伤寒论》六经病独以太阳病阶段变证最多的疑问。因流行性出血热发病初具有很长的发热期,表现为稽留热和弛张热,热程多为 3~7 天,已有达 10 天以上者。一般体温越高,热程越长,则病情越严重。因为长期的高热使体内代谢加快,从而加重人体内各系统的工作负担,使人体热量产生增多,心率增快,从而加重心脏负担,诱发各种疾病。流行性出血热是研究《伤寒论》六经辨证的经典模型。

4. 疾病演变史 学者付滨等从疾病的演变史角度研究,发现出血热类传染病在东汉时期已由西域传入我国,为一古老疾病。早在 12 世纪的俄国东南部(今塔吉克斯坦)就曾有记述。此后中亚地区出血热曾以不同的名称命名,如急性传染性出血热、乌孜别克斯坦出血热等。我国在 1965 年首先发现于新疆的巴楚地区,故称为新疆出血热(XHF)。塔里木河流域两岸为本病的自然疫源地,以上游较为严重,在北疆和南疆地区经常出现新的自然疫源地,说明本病在中亚包括我国西北地区存在着较广泛的自然疫源地。唐青等人对在新疆疫区分离到的病毒蛋白和基因进行分析比较显示,我国分离的 XHF 病毒在遗传学上有自己的独特性,有明显的地理区域特点。这些原本在西域出现的传染病,随着汉代内地与西域通商、战争等出现了大量的人口流动,流行性出血热从西域传入中原地区就成了很自然的事。

然伤寒一病为什么到了东汉以后在我国的医学古籍中就很少有大范围暴发的记载了呢?如明·张景岳《景岳全书·伤寒典》云:"盖自余临证以来,凡诊伤寒,初未见有单经挨次相传者,亦未见有表证悉罢,止存里证者,若欲依经如式求证,亦未见有如式之病,而方治可相符者,所以令人致疑,愈难下手,是不知合病并病之义耳。"足以说明其未见过真正的伤寒病。其实这是与我国古代气候的变迁有着紧密关系的。据竺可桢的考证,我国自唐代始,气候回暖,客观上使伤寒的发病失去了气候条件。

流行性出血热无论从发病季节、传染性、传变特点,还是疾病演变史上来看,均与仲景"伤寒病"一致,用流行性出血热来解释仲景"伤寒",不仅对研究《伤寒论》六经实质起重要作用,更为我们准确理解和运用经方指明了新航向。

(三)解开《伤寒论》剂量之谜

解开了仲景伤寒其病之谜,《伤寒论》中经方的剂量问题,也是急需解决的问题。一直以来,绝大多数人认为古之一两为今之 3g。仝小林早年也按此换算施量,却发现以伤寒其方治疗伤寒之证,尤其一些急危重症,常难收佳效。1983 年柯雪帆教授发表《<伤寒论>和<金匮

要略 > 中的药物剂量问题》，指出东汉一两约等于今 15.625g，引起全教授注意，于是开始反思伤寒论剂量使用是否有误。1985 年在苏北地区治疗大规模流行性出血热，首次尝试应用经方本原剂量治疗出血热休克、多脏器衰竭等出血热危重症，竟效如桴鼓。故由此开始了应用经方本原剂量治疗心衰、急性肾衰竭、中毒性肠麻痹等疑难危重症的长期实践，反复验证了经方本原剂量的有效性。同时，通过文献考证、实物测量、经验总结等基本确定经方一两约为今 13.8~15.6g。北京中医药大学傅延龄教授则通过多方面研究缜密地论证了经方一两折合今 13.8g。经方本量虽远远超过今常规用量，但想仲景当年所治出血热传变之快，险症丛生，其用如此重剂截断扭转，出奇制胜便不难理解。因此，回归伤寒之本，不仅要知伤寒之病，用伤寒之方，更要回归伤寒之量，理解其"量"，掌握其"量"才可能将伤寒之方发挥尽致，领悟其中之奥妙。

参 考 文 献

［1］《中医辞典》编辑委员会．简明中医辞典［M］．北京：人民卫生出版社，1980：334.

［2］李培生．伤寒论讲义［M］．上海：上海科学技术出版社，1985：1.

［3］王长志．浅谈《内经》中伤寒的含义［J］．国际医药卫生导报，2003，9（Z3）：52.

［4］孙星衍．神农本草经［M］．沈阳：辽宁科学技术出版社，1997：30-49.

［5］中国社会科学院考古研究所．居延汉代医简甲乙编（下册）［M］．北京：中华书局，1980：2-96.

［6］甘肃省博物馆，武威县文化馆．武威汉代医简［M］．北京：文物出版社，1975：2.

［7］余瀛鳌．辨病论治和通治方［J］．中医杂志，1987，55（1）：55-56.

［8］蒋明．可从《金匮》论"伤寒"［C］．仲景医学求真（续三），2009：29-30.

［9］郭雍．伤寒补亡论［M］．北京：人民卫生出版社，1994：296.

［10］阎绍华，王迎春，刘明，等．运用《伤寒论》六经辨证治疗流行性出血热［J］．

辽宁中医杂志,1984(8):18-20.

[11]彭文伟.传染病学[M].北京:人民卫生出版社,1980:79-87.

[12]竺可桢.中国近五千年来气候变迁的初步研究[J].中国科学,1973(02):168-189.

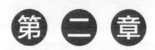

1990年南昌全国中医药治疗流行性出血热学术研讨会记札

江西中医学院（330006） 罗凛

江西省中医药研究所（330006） 卢卫

　　提要：本文对"全国中医药治疗流行性出血热学术研讨会"作了纪实，综合概括了全国不同地区流行性出血热发病的不同特点，以及针对其不同特点所作出的治疗方案，经临床验证，均各有千秋。按各地辨证分型施治特色，主要分为温热型、湿热型及伤寒型三大分野。

　　中医药治疗流行性出血热（epidemic hemorrhagic fever，EHF）始于70年代，至80年代末渐趋成熟。由于我国地域辽阔，各地EHF的发病多有差异，因而对本病的认识、治疗不尽相同，产生了以温病、伤寒或寒温统一等热病理论为指导的临床治疗方法。如河南、辽宁等地认为EHF的五期经过符合六经传变的规律，而以《伤寒论》六经辨证治疗EHF；南京、陕西等地认为该病病因以温热疫毒为主，故多按照温病卫气营血辨证进行治疗；江西等地认为该病以湿热型为主，兼见伤寒型及温热型，而以寒温统一的热病理论为指导原则，以八纲统三焦、六经、卫气营血的辨证方法进行治疗。诸法各有所长，相得益彰。故国家中医药管理局科技司委托江西中医学院和南京中医学院于1990年10月9日~15日在南昌组织召开全国中医药治疗EHF学术研讨会。现根据会议研讨内容，就中医药治疗EHF的现状分述如下。

一、温　热　型

主要有南京、陕西、四川等地,这些地区的发病情况,主要是温热毒邪侵入人体,伏行血脉,邪热亢盛,充斥内外,出现温热郁表,灼伤血络,耗气伤津,气营两燔,温邪内陷,温热蕴结下焦等一系列病理变化,其传变大致按卫气营血规律进行。

(一)五期病理特点

1. 发热期　温热病邪侵入人体,郁遏肌表,正邪相争,发为卫分证。但卫分证为时短暂,温热病邪迅速内传气分,燔灼脏腑,消灼津液,或充斥经络,或结于肠胃。若此气分邪热不解,则迅速波及营血,营分受热,血分受劫,热伤血络,迫血妄行,形成气营(血)两燔证。

2. 低血压休克期　温热毒邪不能迅速从外清解,或因热邪深伏,或因气阴耗伤,或因阴损及阳而导致热厥、气阴两脱证或寒厥、亡阳重证。

3. 少尿期　温热毒邪由气入营,血热搏结,毒壅血瘀,三焦气化失宣,肾络壅塞是少尿期的主要病理所在。但邪热消烁津液,耗伤肾阴,造成肾阴亏损亦是少尿期重要病机之一。其他如膀胱热结、热结肠腑等亦属常见。

4. 多尿期　阴虚热郁、余热未清及肾气亏虚、固摄无权是多尿期的主要病机。

(二)辨证治疗

1. 发热期　南京中医学院周仲瑛、金妙文等认为本病为温热疫毒伤人,传变极快,卫分阶段甚为短暂,迅速传入气分、营分,重者可由营入血。气营是病变的中心,营血是其重点。周氏从疫毒由气及营、瘀热里结立论,以清气泄热、凉营化瘀为主法,用"清瘟合剂""清气凉营注射液"治疗 EHF 发热期。"清瘟合剂"以大青叶、金银花、大黄、石膏、知母、鸭跖草、赤芍、升麻等为基本方,随证加减。"清气凉营注射液"以大青叶、金银花、大黄、知母等制成针剂,每 20ml 相当于原汤剂 1 帖。二药分别治疗 270 例、278 例,体温恢复正常时间分别平均为 1.44 天、1.38 天,病死率分别为 0.37%、0.36%,并随机抽样,设植物血凝素(phytohemagglutinin,PHA)对照组分别观察 160 例、220 例,体温复常时间均为 2.52 天,病死率分别为 3.75%、5.91%,两组基础治疗相同,治疗结果差异显著(P<0.01)。

2. 低血压休克期 周仲瑛认为 EHF 低血压休克期(简称"低休期")的主要病机是热毒过盛,阴津耗伤,阳气内郁,不能外达,从而造成热深厥深的厥证或闭证,进而正虚邪陷,阴伤气耗,甚则阴伤及阳,阴阳两虚,成为寒厥、阳亡重证。主张在热厥闭证阶段,治以清热宣郁、行气开闭,药用柴胡、大黄、广郁金、枳实、知母、鲜石菖蒲等,表现为"内闭"现象者,配合至宝丹或安宫牛黄丸,气阴耗伤者,当养阴益气固脱,药用西洋参或生晒参、麦冬、山萸肉、玉竹、五味子、炙甘草、龙骨、牡蛎等,阴阳俱脱者复入四逆汤意以回阳救逆。周氏强调气滞血瘀是厥脱的重要基础,因热毒内陷,势必伤阴耗气,阴寒内盛,必致阳气虚衰,气可因阳衰气虚而滞,血可因阴亏血少而瘀,故在开闭固脱同时,行气活血实为重要治法。周氏等采用自行研制有行气活血、扶正固脱与益气养阴、行气活血作用的抗厥救脱 1 号静脉注射液治疗厥脱证(136 例),病死率降至 4.14%,与对照组(66 例)26% 相比有显著差异。

金妙文认为,温病厥脱与西医学感染性休克相同,其发病机理为温毒炽盛,耗伤阴津,气营两燔、热深厥深而形成厥证或闭证。主张在热厥阶段以行气通脉、宣郁开闭为治疗原则,并选用陈皮等行气类药研制成升压灵注射液。金氏采用升压灵注射液治疗 EHF 低血压休克期 112 例,与多巴胺、间羟胺治疗 50 例做对照分析,结果药后低血压休克持续时间,治疗组为 3.37 小时,对照组为 20 小时,两组差异非常显著。

3. 少尿期 周仲瑛认为 EHF 少尿期多以蓄血为因,蓄水为果。一般多为瘀血壅阻下焦,肾和膀胱蓄血,瘀热与水毒互结,以致"血结水阻",而见少尿或无尿,若瘀阻肠腑,瘀热与有形积滞互结,腑气失于通降,可见腹部胀满急痛,便秘,或黑便,若热损血络可见尿血,若经期发病者,其病情多较一般者为重,易见"热入血室"的病理变化,若瘀热弥漫,闭滞血络,灵气不通,神明失用,可见神昏谵语,如狂或发狂等症。周氏采用泻下通瘀为主法,兼以滋阴利水,自拟"泻下通瘀合剂"(大黄、芒硝、枳实、生地、麦冬、白茅根、猪苓、桃仁、牛膝等)治疗 EHF 少尿期 202例。结果,显效 179 例,有效 15 例,无效(死亡)8 例,总有效率 96.08%,对照组(口服硫酸镁、20% 甘露醇和静推呋塞米)77 例,显效 33 例,有效27 例,无效(死亡)17 例,总有效率为 78.82%,两组差异非常显著。

周氏还认为,本病重症疫毒极易从营入血,其病理重点在营血,热毒炽盛则迫血妄行,火热煎熬又可导致血瘀,血热、血瘀、出血三者往往互为因果,贯穿于本病前三期。因而必须采用凉血散血法,以清血分之毒,散血分之热,化血中之瘀,止妄行之血。适用于多腔道出血及发斑,低休期之热厥夹瘀证、少尿期之下焦蓄血证等。同时还认为:EHF 热毒炽盛,尤易伤津耗阴,发热期多为气营热盛,肺胃津伤,低休期热厥证多见心肾阴虚,津气耗伤,少尿期多为肾阴耗伤,热郁下焦,故全程均应重视保津养阴。

成都中医学院邓道昌等认为 EHF 中的 DIC 属中医"热瘀伤络证"范畴,由于"温热之邪燔于血分"而成,根据"入血就恐耗血动血,直须凉血散血""血热不除,血不归经,瘀血不去,迫血妄行"之治则,研制出具有清营凉血、清热解毒、凉血养阴、凉血散瘀功效的"凉血止血液"(水牛角、赤芍、生地、丹皮等药组成)。用其治疗 EHF 并发 DIC61 例,治愈率为 93.4%,与对照组(48 例)79% 治愈率相比,差异显著($P<0.05$)。

二、湿 热 型

江西、陕西、安徽等地区的研究表明该地区的 EHF 主要病因是湿热(亦有寒湿者),主要病位是三焦,其传变大致符合上、中、下三焦的规律。

(一)五期病理特点

1. **发热期**　湿热疫毒夹风寒侵入人体,郁遏肌表,多见寒湿郁热或湿热郁表的上焦肺卫证,邪热炽盛,中焦阳明气分里热实证亦属常见。

2. 低血压休克期　邪盛正虚,湿热疫毒内闭,损伤阳气,导致气阴欲脱或阳气欲脱,是本期主要病机,可见闭证、脱证或内闭外脱证型。

3. 少尿期　江西中医学院万兰清认为,湿热疫毒夹瘀内结三焦,阻滞气机,是此期主要症结所在。湿热瘀结三焦,以中焦脾胃为巢穴,脾受湿而运化不行,水湿内停,最易波及上焦,致肺失宣降,上源闭塞;波及下焦,致开合不利,形成关格之势。

4. 多尿期　多尿早期湿热壅遏仍甚,唯气机得畅,邪有出路。后期以湿热余邪未清或肾气不足为主。

(二)辨证治疗

1. 发热期　万兰清认为,太阳少阳同病,寒湿郁热为发热期主要证型,湿热郁伏膜原、湿热留恋三焦以及热毒炽盛、气营两燔等证亦属常见。太少同病,寒湿郁热证中偏于太阳者,治以麻桂败毒汤(自拟方,以下数败毒汤均属自拟,药用麻黄、桂枝、杏仁、白芍、甘草、生姜、大枣、苍术、藿香、大腹皮、陈皮、酒常山);偏于少阳者,治以柴桂败毒汤(柴胡、桂枝、黄芩、党参、生姜、大枣、麻黄、甘草、苍术、藿香、大腹皮、白芍、酒常山);湿热郁伏膜原者,治以达原败毒汤(草果、槟榔、大腹皮、黄芩、知母、白芍、柴胡、青蒿、酒常山、杏仁、桔梗、甘草);湿热留恋三焦湿热并重者,治以连朴败毒汤(黄连、黄芩、厚朴、生石膏、知母、大腹皮、柴胡、苍术、石菖蒲、酒常山、白蔻仁、杏仁);热重于湿者治以三黄败毒汤,热毒炽盛、气营两燔者治以加味清瘟败毒饮。万氏等以上述方药治疗EHF发热期225例,疗效满意。

2. 低血压休克期　万氏认为本期多因邪气内侵,损伤正气,正不胜邪所致。早期常表现为气阴欲脱证,继之损伤阳气而成阳气欲脱证,甚至内闭外脱证。后者常为重度休克或难治性休克,且常为本期死亡原因。万氏等针对EHF休克多为湿、热、瘀内闭的特点,提出以宣畅三焦系列方和玉枢丹开湿闭,犀珀至宝丹开瘀热闭。并配合参麦针、参附针等固脱诸方,治疗EHF内闭外脱型休克27例,在休克纠正时间及总疗效等方面明显优于西医对照组（16 例）。

3. **少尿期**　万兰清认为,少尿期以湿热瘀毒内结中焦为主,阴伤气耗,邪盛正虚,乃本病之极期。湿毒内盛,极易弥漫三焦,令气机升降失常,形成水气凌心、犯肺、气逆血乱等恶候,导致疫毒内闭三焦,阴竭阳脱而亡。认为在治疗上应着重宣畅三焦气机,及早逐水攻瘀清热以防内闭,同时注意顾护正气,唯邪祛正存,才能达到三焦气机通畅之目的。并以宣畅三焦方（麻黄、杏仁、苍术、大腹皮、陈皮、泽泻、猪苓、广木香、藿香）为主,治疗 EHF 少尿期 70 例,在肌酐、尿素氮恢复正常等方面疗效明显优于对照组（63 例）,病死率亦较对照组为低。

江西中医学院马超英等用祛湿法分上中下三焦辨证治疗 EHF 44例,与西医 43 例比较,中医组在治愈率、病死率、肾功能恢复时间等方面均明显优于对照组。认为湿热之邪,乃无形之热附于有形之湿,湿不祛则热不除,所以治湿热之法,关键在于祛湿,使湿热分消而解。

三、伤 寒 型

从南阳地区、大连、沈阳地区的研究成果来看,这些地区流行性出血热典型的五期病程经过,有符合六经传变规律之处,并发现了六经方证与流行性出血热典型临床经过有相互对应的关系。

(一) 中医传变病理过程

河南南阳地区医院付世勤认为 EHF 的临床典型病程经过,遍历了从太阳到厥阴的全过程。在临床上,传变有四条经路:①按六经常序传变,即太阳病—太阳少阳并病—少阳病—少阳阳明并病—阳明病—少阴病—厥阴病的传变过程。②从太阳循经入腑,表现为太阳蓄水而多直传少阴或成结胸,不愈者,再传至厥阴。③太阳挟血分传经,循经入腑而成蓄血。蓄血证的出现可见于临床各期各经病之间,因而认为太阳挟血分乃流行性出血热的突出特点。④太阳病之变局,由太阳经循经入腑为蓄水或蓄血之后,而成结胸,若在蓄血之后出现结胸者多为并发。

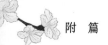

（二）五期病理特点

1. 发热期 为正邪交争而出现的恶寒发热、寒热往来或但热不寒三大热型，即太阳病、少阳病、阳明病三经的热型。故称三阳经证症候群。

2. 低血压休克期 为阳明病或少阳病向少阴病转化，或有蓄水，或有结胸传入少阴，出现少阴病症候群，即"脉微细，但欲寐。"

3. 少尿期 由于太阳挟血分传经，循经入腑，腑病入脏，累及于肾，血结水阻，小便不利，由太阳蓄水蓄血，血者则成结胸，热水互结为大结胸证，热血互结为血结胸。

4. 多尿期 主要为肾脏受损，肾气大伤，封藏失司。

（三）辨证治疗

1. 发热期 ①太阳病阶段，患者早期出现头痛、畏寒或寒战，继之高热，全身肌肉、关节疼痛，此乃太阳病表现。可以麻黄汤来改善肺肾功能，增强利尿，并对预防肾功能的损害有一定意义。若在前病的基础上又出现明显小便不利，或兼烦渴或渴欲饮水即口干者，可以麻黄汤合五苓散为之，以改善肾功能的损害。②太阳少阳并病阶段，患者若出现发热恶寒，关节疼痛，或四肢烦痛，恶心呕吐等，在病初即挟有血分证，可见皮肤、黏膜有出血点及瘀斑，可用柴胡桂枝汤来改善病毒血症及毛细血管中毒症状，阻止邪毒循经内传。③少阳病阶段，患者若出现寒热往来，口苦咽干，目眩，皮肤黏膜出血，或出血倾向加重，提示不同程度的蓄血证存在，通过临床观察，小柴胡汤具有免疫调节作用，故可用之来改善病情。④少阳阳明并病阶段，若患者往来寒热，胸胁痞满，上腹疼痛，或痛连两胁，呕吐不止，或兼微烦不安状，可以大柴胡汤利少阳之枢，内通阳明之里。此时若出血倾向加重，或少腹急结者，以大柴胡汤合桃仁承气汤用之，来改善挟血分传经的蓄血之证。⑤阳明病阶段，患者若为但热不寒，伴大渴、大汗、脉洪大，腹满腹痛，烦躁，谵语等症时，宜用白虎汤合调胃承气汤治之，以退热及改善病毒血症及毛细血管中毒症状，可减轻或缩短低血压期、少尿期病程病情。⑥蓄血证，患者若出现大便下血、尿血、衄血、呕血,身上可见大片瘀紫斑,伴神志改变者,应用桃仁承气汤破血逐瘀,推陈致新,以达到防治出血之目的,并改善肾脏的微循环,以改善肾小球的滤过率,有利于体内毒素等的排泄,改善氮质血症及肾功能,并可产生抗休克的作用。

2. 低血压休克期　①少阴热化证,患者出现手足不温,腹中痛,小便不利,欲寐脉细,为太阳初传少阴,亦称"低血压倾向",故用四逆散来防止低血压和休克的出现。②少阴寒化证,患者若病情进一步发展为手足逆冷,吐利不止,脉微细,但欲寐的"低血压"时,可用四逆加人参汤治之,以此来达到改善微循环、抗休克、强心利尿之目的。③少阴厥阴并病证,患者若出现手足厥寒,脉微欲绝,四肢麻木、青紫,或皮肤花纹、发绀等时,为休克晚期合并 DIC,此类病情危重,宜中西医结合抢救。《伤寒论》曰:"手足厥寒,脉细欲绝者,当归四逆汤主之……若其人内有久寒者,宜当归四逆加吴茱萸生姜汤。"若患者出现欲寐,心悸气短,小便不利等时,应注意心衰情况,可以真武汤来强心利尿,而调整心肾之功能。另外,对体质壮实之休克患者,患有腑实证时,宜大承气汤治之。河南南阳地区医院付书勒认为,虽为休克患者,若辨证准确,用药得当,泻下后不仅不会加重休克,反而会使毒素损害减轻,胃肠道功能得到保护,会使血压回升,休克得以改善,并有预防肾功能衰竭的作用。

3. 少尿期　①蓄水证:少尿初期,患者小便不利,尿少,发热口渴,饮水即吐等,乃太阳之邪随经入腑影响膀胱气化功能,水道失调,邪与水结而成的蓄水证,此时肾脏损害较轻,以五苓散来排除体内的水分。②蓄血证:当患者在发热后期、少尿期、低血压休克期,或相互重叠之早期,出现皮肤出血点增多或有瘀斑,少腹急结,严重者可有出血倾向,此乃表邪随经深入下焦,与血相结于少腹而成蓄血证,用桃核承气汤在早期可防出血,已见出血者可止血,现代研究,此方不仅能纠正高凝状态,且能防止向低凝状态转化,并且改善微循环而纠正休克。③结胸证:若病情进一步发展,蓄于下焦之病邪上行而至胸中,病人出现胸痛、气短、不能平卧,面色晦黯,从心下至少腹胀满而痛(类急性肺水肿),用大陷胸汤导水下行,以利水而降尿素氮。

4. 多尿期及恢复期　此期患者虽为伤寒但类属杂病,此时肾阴肾阳俱虚,多以金匮肾气丸治之,并注意调养而使病瘥。

　　虽然各地根据 EHF 的发病情况,而采用卫气营血辨治、三焦辨治、六经辨治,然而从临床研究来看,他们不但不对立,而且相得益彰。特别是万友生教授所提出的,以八纲来统一伤寒六经和温病的三焦及卫、气、营、血,从表里、寒热虚实来辨治外感的寒温统一论,于 EHF 的辨治有着积极的作用。南京、成都、西安地区以发热为贯穿整个过程的主症,将该病辨为感受温邪,以卫、气、营、血为纲,自上而下的辨治;江西等地以寒热并作、头痛身痛、头昏纳差等为初起症状,而将该病辨为三焦闭塞,故以三焦为纲,用宣上、运中、渗下(攻下)的治法;大连、沈阳、南阳地区以恶寒、头痛、身痛为初起症状,而将该病辨为感受寒邪,故用以六经为纲、由表及里的辨治方法。发于伤寒和湿温者,其病机总以少阳、三焦之气机不利为其共同点;发于伤寒少阳者,是以正邪搏结,太少同病,邪热循经入腑而成蓄水、蓄血、结胸、热入血室等三焦闭塞之变证;而发于温病三焦者,湿温邪热郁闭气机始终为病机中心,且本虚标实。而病温热和病伤寒者,除初期病症不全相符外,其他分期辨证,均有相似之处。第四军医大学刘泽富将两种辨证法列出对照,以求其相似之处。

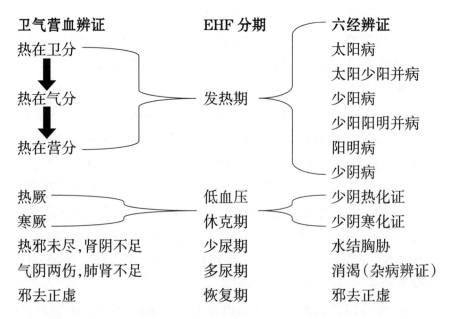

故在治疗上,可相互为用,特别是在流行性出血热的低血压休克期、少尿期的辨证中,不应拘于某一法。在休克期中,脱证多因邪实正虚,或寒湿内陷少阴,或湿遏热伏耗气伤阴而致,故多见少阴心肾里寒虚脱证和厥阴热伤气津,阴虚阳亢(动风)之证。其闭证多由于邪毒内陷或气机逆乱而致,故多见毒闭心包,邪扰心神,引动肝风之证。其内闭外脱证,多因正虚邪陷,少阴并入厥阴。因而可看出,出血热的休克期与寒温厥、少阴病具有相同的病理基础和内在联系。故应从后者辨治,提高治愈率,降低死亡率。

(本文承蒙万兰清副教授审阅,在此深表感谢)

后　记

在中国历史上,大疫频发,史不绝书。中医药正是在与瘟疫的一次次较量中成长与壮大,其中涌现出了一代代抗击瘟疫的英雄。20世纪70年代初开始,流行性出血热在江苏、江西、辽宁等多个省份流行,苏北是重灾区。流行性出血热属于病毒感染性疾病,属于中医瘟疫范畴。当时,即使有西医的对症治疗,仍然有百分之十几的死亡率,要挽救这些生命,必将是一场严峻的考验!就在疫情发展万分紧急的时刻,周老接到了省里下达的流行性出血热救治任务,他以一个医者的悲悯之心,以一个大医的胆识和魄力,勇敢地踏上了战胜病魔的征程。这一上,就是二十年!在实践中,他首次将流行性出血热的中医病名定为"疫斑热",得到中医界的广泛认可;针对本病的病机及病势传变特点,他提出流行性出血热"病理中心在气营,重点在营血",治疗上以"清瘟解毒"为大原则;临证中区分各个病期的特点,提出"到气就可气营两清"原则,并针对各个病期提出相应的治法方药,分别采用清气凉营、开闭固脱、泻下通瘀、凉血化瘀、滋阴生津和补肾固摄等治法。这一创新性的指导思想,使临证用药变得非常灵活,最终使上千例流行性出血热患者获得了新生。统计表明,团队治疗的 1 127 例流行性出血热患者,病死率是 1.11%,远远低于其他疗法。特别是对死亡率最高的少尿期急性肾衰病人,应用泻下通瘀、滋阴利水的方药治疗,使病死率下降为 4%,明显优于对照组的 22%。这些数字充分说明了中医的疗效,为中医抗击瘟疫的历史又添写了重重的一笔。1988 年,"中医药治疗流行性出血热的临床和实验研究"获得国家卫生部甲级乙等奖,研究成果被送到苏联莫斯科,代表我国传染病防治的成就进行国际交流。

周老,是我的博士导师,我也是周老的第一个博士生。周老给我的印象,就是一辈子无时无刻不在思考中医,即使在指导我的三年里,作为在任的南京中医药大学校长,我每次去办公室或家里见他,都是和我探讨学术问题。每次向他汇报我在东海等地治疗流行性出血热的体会、典型病例、疑难困惑等,他都非常兴奋地聚精会神听取,最后一一解答。即使是我提出的一些与他不同的观点,他也会耐心听取。正是在周老的悉心指导下,我完成了博士论文——《感染性休克热厥气脱证的研究》,获得了当年的优秀毕业论文一等奖,并在毕业当年获得北京市科委科技论文优秀奖。也正是流行性出血热的临床经历,使我在抗击SARS的战斗中,敢于担当国务院指定的临时SARS病院——中日友好医院抗击SARS中医、中西医结合组组长的重任,亲自治疗会诊了248例SARS病人,并用纯中药治疗11例SARS患者,其研究成果写进了世界卫生组织的报告。其间,我在SARS病房多次打电话给周老,汇报SARS的临床表现及我的治疗思路,听取周老的建议。那份感动,至今记忆深刻!记得在我博士毕业二十多年后,我和周老谈起我当年对流行性出血热的一些看法,认为流行性出血热这个病,就是张仲景所论伤寒,并详细阐述了我的理由和观点,周老仍然非常细心地听取。对自己的学生,提出和自己不同的学术观点,都能够兼听、包容,足见周老的博大胸怀。一周前,我带我的师妹顾勤、王旭教授和我的学生宋珏娴、郭允、傅晓燕,一起去周老家里看望了他。周老和我们聊了一个多小时,既称赞了当前中医学术的繁荣,也谈到了对中医学术的担忧。今年九十岁的周老,虽然已经不上门诊,但满脑子依然思考的都是中医。对本书初稿,他老人家一字一字地看,用铅笔一笔一画地改。周老是中医大内科的领军人,他的一生对内科的许多理论和实践问题,都有创建。如瘀热论、伏毒论、风火同气论、厥脱理气活血论、疑难杂病十纲辨治论等。这些重要的学术思想,都将成为中医界的宝贵财富,而他在抗击流行性出血热战役里的突出贡献,也必将会彪炳史册。在这本书即将出版之际,我要感谢周老团队中曾经先后一起参与流行性出血热防治的每一个医务同道,正是大家的共同努力,才取得了这场中医药防治流行性出血热的重大胜利;我还要感谢我的学生郭允、赵林华、张莉莉、丁齐又为协助撰写此书所付出的诸多努力,感谢南京中医药大学张林落帮

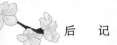

忙搜集资料及参与书稿的编写，最后更要特别感谢周仲瑛老师、金妙文老师孜孜不倦地接受采访、修改文稿。

仝小林丁酉冬至晨
于北京知行斋